Dr. Nicole Schaenzler

Rezepte für Kinder und Erwachsene

Teebaumöl

Die Teebaumöl-Hausapotheke. Anwendungen auch mit Rezeptangaben für Kinder

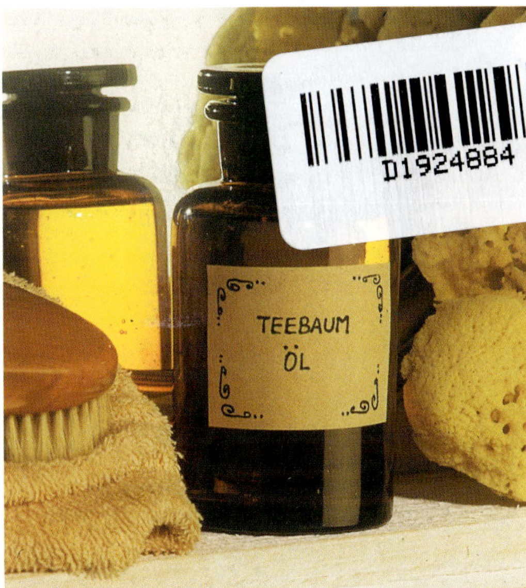

Südwest

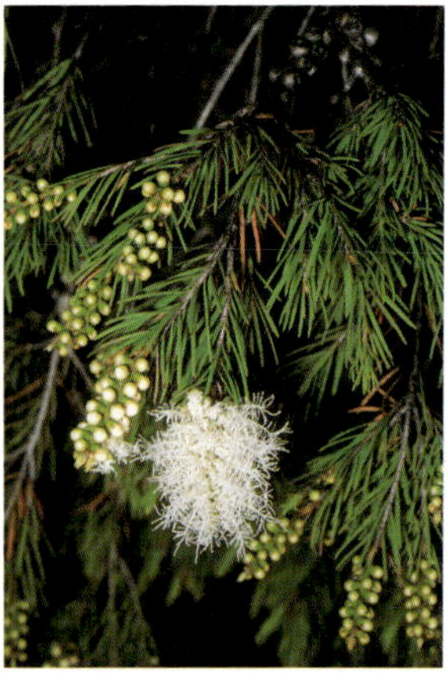

Exportgut Gesundheit: Der australische Teebaum liefert ein hochwertiges Öl.

Inhalt

Gesundheit beim Atmen: Duftlampe für die Aromatherapie.

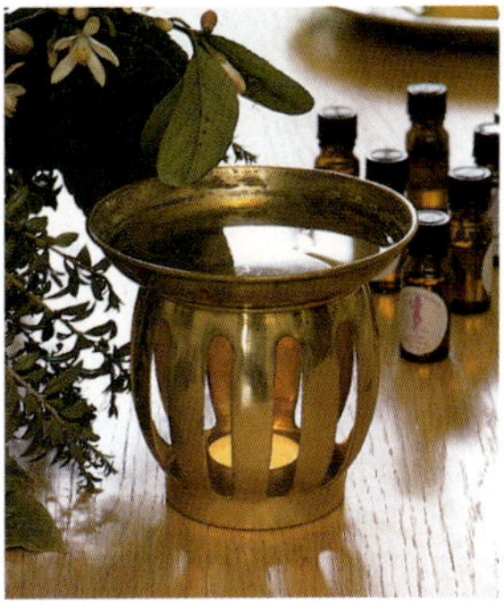

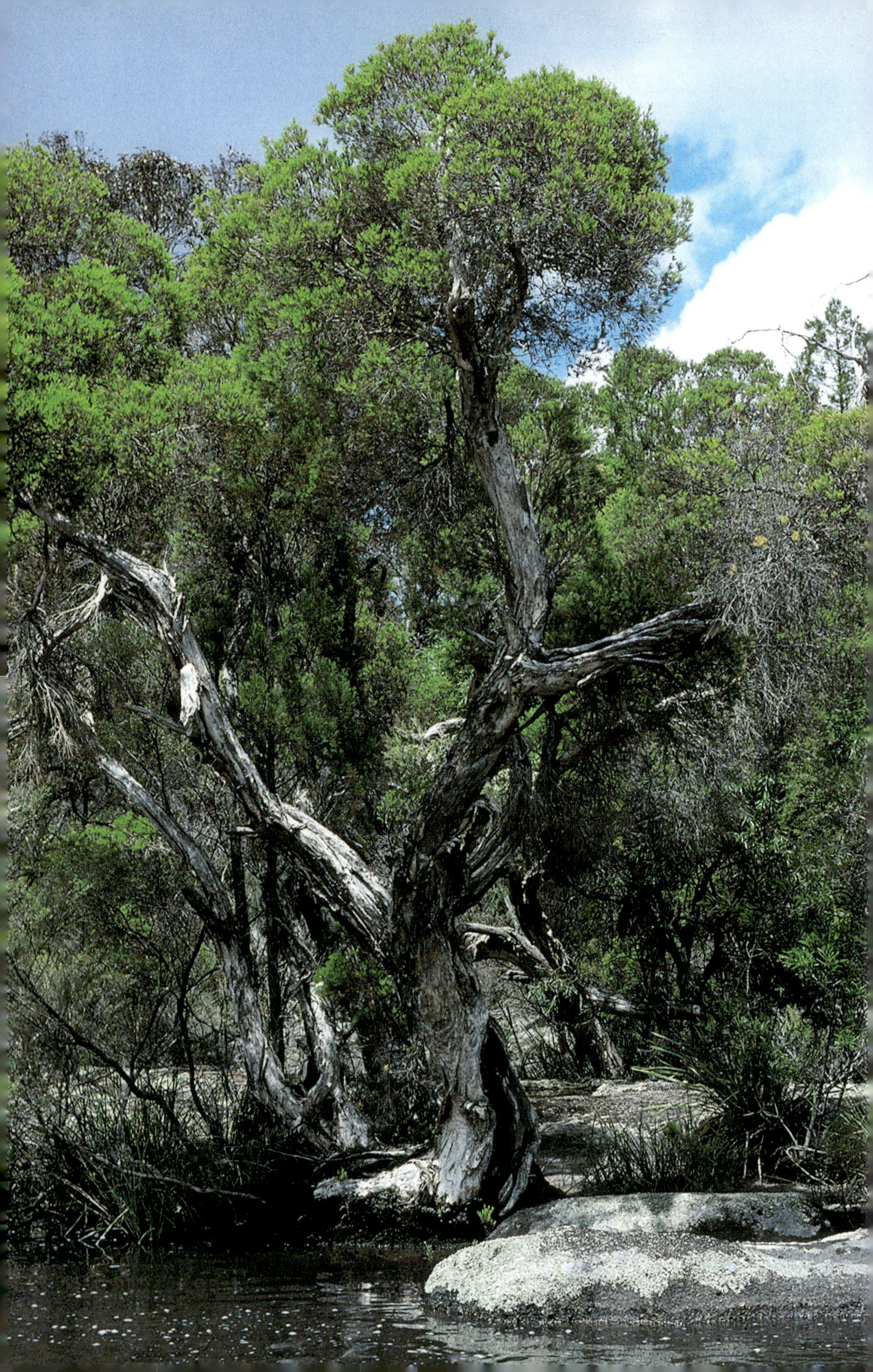

Melaleuca alternifolia – ein altes Heilmittel

Vermutlich entdeckten die australischen Ureinwohner den Teebaum (Melaleuca alternifolia) schon vor über 50 000 Jahren und fanden damit eine vielseitig anwendbare Heilpflanze, mit der sie Verletzungen und Krankheiten therapierten.

Anders als viele chemisch hergestellte Präparate beseitigen naturheilkundliche Mittel nicht nur die Erkrankungssymptome, sondern fördern auch die Selbstheilungskräfte des Organismus.

Natürlich heilen mit Teebaumöl

Dass uns in Europa heute ein außergewöhnlich wirksames ätherisches Öl zur Verfügung steht, das sich ebenso in medizinischen wie in vielen anderen Bereichen unseres Lebens immer wieder bewährt, verdanken wir vor allem zwei Männern: dem englischen Weltumsegler Kapitän James Cook (1728–1779), der sich u. a. durch seine Erforschung der australischen Küste und der Inselwelt des Stillen Ozeans einen Namen machte, und dem ebenfalls aus Großbritannien stammenden Botaniker Dr. Joseph Banks.

Damals, im 18. Jahrhundert, gelang es dem Teebaumöl bei uns allerdings nicht, große Bedeutung zu erlangen. Und tatsächlich mussten erst noch einmal weitere 150 Jahre vergehen, bis Europa die herausragenden Eigenschaften des Teebaumöls (wieder) zu würdigen und für die verschiedensten Zwecke zu nutzen begann. (Die australische Bevölkerung erkannte den Wert des Heilmittels etwas früher.) Heute ist die Heilsubstanz für Hygiene, Pflege und medizinische Soforthilfe in vielen Haushalten fest etabliert.

Australien – die Heimat des Teebaums

Australien, zugleich kleinster Kontinent und größte Insel der Erde, verdankt die ungewöhnliche Flora und Fauna seiner klimatischen und geologischen Vielfalt – zahlreiche Tier- und Pflanzenarten sind ausschließlich in Australien heimisch geworden. So finden sich nicht nur die niedlichen Koalas und die quicklebendigen Kängurus, sondern auch bestimmte Pflanzen nur in Australien: Einige Eukalyptusarten und die Teebäume gedeihen ausschließlich hier. Zugleich hat der Kontinent das Interesse der Wissenschaftler auch in geologischer Hinsicht erregt, denn Australien ist nicht zuletzt eine Insel reizvoller landschaftlicher Gegensätze: Gebirgszüge prägen den Kontinent ebenso wie weite Ebenen; ausgedehnte Halbwüsten- und Wüstenregionen koexistieren hier neben idyllischen Lagunen, tropischen Regenwäldern sowie wildromantischen Riffen.

Im Inneren des Kontinents fällt der überwiegende Teil der Niederschläge in Form von starkem Regen bei massiven Gewittern. In Australien gibt es den für unsere Regionen charakteristischen lange andauernden Landregen so gut wie nie.

Australien – kein Land für Regenschirme

Australien ist der trockenste aller Kontinente. Mit Niederschlägen ausreichend versorgt werden lediglich Regionen in der Nähe der Küste – und auch hier regnet es häufig nur während bestimmter Jahreszeiten. Das Klima auf dem gesamten Kontinent ist tropisch oder subtropisch. Dabei reichen die Niederschläge häufig – insbesondere während der Sommermonate – nicht aus, da der Grad der Verdunstung sehr hoch ist, was zu nicht seltenen Hitzeperioden führt.

Die Australier sind daran gewöhnt, dass das Thermometer während des Tages auf 40 °C und mehr klettert. Die damit verbundenen Dürren wirken sich für die Landwirtschaft, die für den Kontinent noch immer von sehr großer Bedeutung ist, oft verheerend aus.

Zur Erdgeschichte Australiens

Einst gehörte Australien zusammen mit Tasmanien, Neuseeland, Neuguinea, Hochafrika, Madagaskar und Vorderindien zur Landmasse des Gondwanalands. Vor ca. 60 Millionen Jahren löste sich eine gewaltige Landmasse von mehr als 3,5 Millionen Quadratkilometer vom asiatischen Festland ab. Heute bildet der Kontinent mit Tasmanien und einigen Inselgruppen den Australischen Bund.

Der heißeste Monat ist im Norden des kleinsten Kontinents der November, während im Süden Australiens die höchsten Temperaturen im Dezember und Januar gemessen werden.

Warum Australiens Klima so launenhaft ist

Frost im Sommer – das ist in Australien keineswegs ungewöhnlich. Vor allem im Süden des Kontinents sind die Temperaturunterschiede zwischen Tag und Nacht sehr ausgeprägt. Dort kann es mittags über 40 °C heiß werden, wohingegen das Thermometer in den Abendstunden rapide abfällt, oft weit unter 0 °C. Hinzu kommt, dass die durchschnittlichen Temperaturen innerhalb Australiens stark voneinander abweichen. Verhältnismäßig kühl ist es im Süden des Kontinents, da er der Antarktis zugewandt ist. Ein warmes bis tropisches Klima charakterisiert hingegen die nördlichen Gegenden in der Nähe des Äquators.

Variantenreiche Pflanzenwelt

Ebenso variantenreich wie das australische Klima ist die Pflanzenwelt des Kontinents. An den Küsten im Norden und Nordosten wachsen Sumpf- und Mangrovenwälder. Die Ostküste von Queensland ist die Domäne des tropischen Regenwalds. Dagegen sind Regenwälder im Süden und Norden ausschließlich in den Schluchten beheimatet und werden immer wieder von Lorbeerwäldern und Feuchtsavannen unterbrochen.

Die bekanntesten Vertreter der endemischen, d. h. der ausschließlich in Australien gedeihenden Pflanzenarten sind jene, die zur Gattung Eukalyptus zählen. Doch auch die Myrtengewächse (Melaleuca), zu deren Familie der Teebaum gerechnet wird, sind Pflanzen, die es nur in Australien gibt. Beeinflusst vom Standort, weichen dabei die einzelnen Teebaumarten hinsichtlich Blüten, Farben und Wuchs zum Teil beträchtlich voneinander ab. Der imposante Pflanzenreichtum der Insel wird überdies von den mehr als 1000 verschiedenen Silberbaumgewächsen (Proteaceae), Grasbäumen (Xanthorrhoea), Akazien (Acacia) sowie den zahlreichen Kasuarinenarten (Casuarina) belegt.

Das australische Great Barrier Reef ist mit 2000 Kilometer Länge das größte Riff der Welt. Es ist der Ostküste vorgelagert und gehört – neben dem Ayers Rock – zu den touristischen Hauptattraktionen des Landes.

Eukalyptus – der Riese unter den Bäumen

Der Wohlverhüllte – so lässt sich das aus dem Griechischen stammende Wort »Eukalyptus« in etwa übersetzen. Seinen Namen verdankt der immergrüne Baum vor allem der Tatsache, dass sein Blütenkelch haubenartig geschlossen ist. Der Eukalyptusbaum ist von imposantem Wuchs und kann bis zu 150 Meter hoch werden. Mit seinen einfachen, ganzrandigen Blättern zählt er zu den waldbildenden Arten von Australien und Tasmanien. Schon seit langem kennt die Naturmedizin die Blätter, das Harz und die Rinde einiger Eukalyptusarten und setzt sie für Heilzwecke ein. Das weltbekannte ätherische Eukalyptusöl – man nutzt es insbesondere zum Inhalieren und für Einreibungen bei Erkrankungen der Atmungsorgane – wird übrigens nicht, wie häufig fälschlicherweise angenommen wird, aus den Eukalyptusfrüchten gewonnen. Tatsächlich enthalten die holzigen Kapseln nur geringe Mengen der wohltuenden Substanz. Nur die Blätter und das Holz des Baums liefern das wertvolle Eukalyptusöl.

Auf die Blätter des Teebaums kommt es an

Auch in Australien wächst der Teebaum nicht überall: Man findet ihn nur an der Nordküste von New South Wales sowie in Queensland im Süden der Insel. Der Teebaum ist ein Vertreter der Gattung der Melaleuca aus der Familie der Myrtengewächse, die mit etwas mehr als 300 verschiedenen Arten äußerst variantenreich ist. Um das kostbare Teebaumöl zu gewinnen, haben sich jedoch nur die Blätter der Art Melaleuca alternifolia als optimale Lieferanten erwiesen: Ausschließlich sie gewährleisten aufgrund ihrer spezifischen Zusammensetzung jene besondere Ölqualität, die für die außerordentliche Heilwirkung des Teebaumöls notwendig ist.

Man bezeichnet großflächige Regionen im Westen und im Süden Australiens häufig als Wüsten, denn weder Menschen noch Tiere können dort leben. Was die Vegetation betrifft, so lässt sich allerdings richtiger von Halbwüsten sprechen.

Betörender Duft in australischen Wäldern

Teebäume sind keine Einzelgänger, sondern sie wachsen dicht beieinander und erreichen nur ausnahmsweise eine Höhe von mehr als sechs oder sieben Meter. Charakteristisch für den Teebaum ist, dass er sehr intensiv duftet und überdies langlebig und äußerst robust ist.

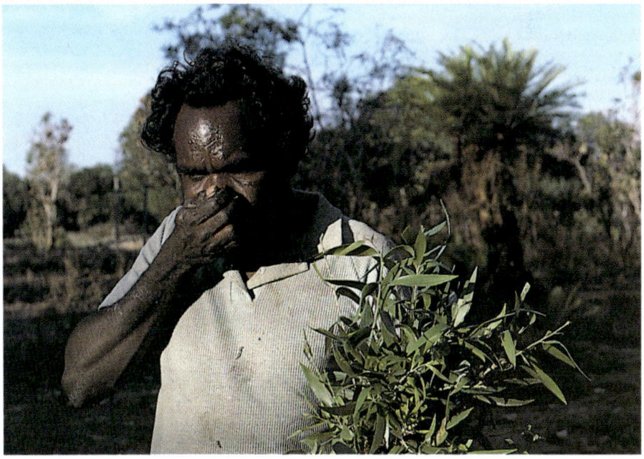

Erste Qualitätskontrolle: Direkt nach der Ernte prüft ein Arbeiter den Geruch der Teebaumblätter.

Wissen aus Magie

Früher lebten ungefähr 300 000 Aborigines in Australien, heute nur mehr etwa 28 000. Die meisten von ihnen sind als Viehtreiber, Hilfsarbeiter oder in anderen untergeordneten Positionen tätig.

Die Verwendung von Pflanzen in der Medizin ist in Australien seit tausenden von Jahren weit verbreitet. So gehörte es für die Ureinwohner des Kontinents, die Aborigines, zum Alltag, aus den Schätzen der Natur Getränke und äußerlich zur Anwendung gelangende Heilsubstanzen herzustellen, was ihr Überleben in der Wildnis sicherstellte. Tatsächlich war zu einer Zeit, in der Medizinmänner ihre Kenntnisse in erster Linie aus der Magie schöpften und es als selbstverständlich galt, dass die Heilungschancen durch Rituale vergrößert wurden, die Heilkunde so bedeutsam wie für uns heute im Hightechzeitalter die Schulmedizin.

Kraft des Glaubens

Von besonderer Bedeutung für einen Erfolg der naturheilmedizinischen Methoden war (und ist) die heilende Kraft des Glaubens: Dass ein erkrankter Mensch fest daran glaubt, in Kürze wieder gesund zu sein, ist für den Heilungsprozess unerlässlich. Heute wenden die Aborigines ihre ehemals so erfolgreichen Therapiemethoden nur mehr selten an. Beeinflusst von Denkweisen und Praktiken der westlichen Welt nahmen sie von ihren traditionellen Heilmitteln wie Dampfbädern, Kräutern, Tierfetten und Massagen immer mehr Abstand.

Die ätherischen Öle der Aborigines

Während hierzulande die Aromatherapie lange Zeit brauchte, um sich zu etablieren, haben die Aborigines schon immer ätherische Öle inhaliert, um Erkrankungen der Atemwege zu lindern oder auch die seelische Ausgeglichenheit zu stärken. Dafür zerdrückten sie die aromatischen Blätter und inhalierten ihren Duft.

Wie die Aborigines den Teebaum nutzten

Die ersten, die den Teebaum als Therapiemittel nutzten, waren höchstwahrscheinlich Angehörige des Stamms der Bundjalung-Aborigines, die im nördlichen New South Wales lebten. Sie sammelten die Teebaumblätter, zerdrückten sie und ließen sie eine Zeit lang einweichen. Anschließend gossen sie die zerkleinerten Teebaumblätter auf und bereiteten damit Tee zu. Der Aufguss diente der Behandlung von Wunden, Verbrennungen sowie allgemeiner Schmerzen, während ein Brei, der aus zerdrückten Teebaumblättern und warmem Lehm hergestellt wurde, bei der Behandlung von Hauterkrankungen und Infektionen zur Anwendung gelangte. Damit waren jedoch die Einsatzmöglichkeiten des Teebaums für die Aborigines noch längst nicht erschöpft: So zogen sie auch den milchigen Saft der Blätter zu Heilungszwecken heran, indem sie ihn auf Verletzungen, Wunden und sogar auf Muskelzerrungen träufelten, oder sie vermischten die zerdrückten Blätter mit Tierfett und stellten daraus verschiedene Salben her.

Seit der Ansiedlung der Europäer ab 1788 fristeten die Aborigines in ihrer Heimat ein freudloses Dasein: Ihrer Wohn- und Jagdgebiete weitgehend beraubt, mussten sie hilflos mit ansehen, wie ihre Kultstätten entweiht und zerstört wurden.

Das Teebaumöl erobert Europa

Das Jahr 1770 ging in die Geschichte nicht nur als das Entdeckungsjahr Australiens ein, es war auch das Jahr, in dem das Teebaumöl nach Europa importiert wurde. 1770 erreichte der berühmte Seefahrer James Cook als Leutnant der British Royal Navy mit seiner HMS Endeavour Botany Bay an der nordöstlichen Küste Australiens, wo später Sydney, die wohl mondänste australische Stadt, entstehen sollte. An Bord war auch der Botaniker Dr. Joseph Banks, der sich der Erforschung

Hauptanwendungen des Teebaumöls

Anwendungsart	Anwendungsbereich
Tee	Husten und Erkältung
Aufguss/Waschungen	Schmerzen, Wunden und Verbrennungen
Kompressen/Umschläge	Infektionen und Hauterkrankungen
Inhalieren	Atemwegserkrankungen
Öl	Infektionen

der australischen Pflanzenwelt verschrieben hatte. Ihm ist es zu verdanken, dass die Substanz der Melaleuca alternifolia den Weg in die englischen Labors fand, wo sie zum ersten Mal wissenschaftlich erforscht wurde.

Die erste Niederschrift über den Teebaum findet man in den Aufzeichnungen des Botanikers Dr. Joseph Banks, der mit dem britischen Seefahrer James Cook 1770 nach Australien kam.

Eine neue Teesorte für die Briten

Während der langen Schifffahrt zurück in die englische Heimat lernten James Cook, Dr. Joseph Banks und der Rest der Besatzung selbst den angenehm würzigen und erfrischenden Tee schätzen, den man aus den Blättern des australischen Baums herstellte. Auf welche verschiedenen Arten man den Teebaumtee zubereiten kann, hatte Dr. Banks vermutlich bei den Aborigines gelernt; dort sah er, wie sie sorgfältig die Blätter zerdrückten und diese dann mit heißem Wasser aufgossen. Experimente mit dem Teebaum stellte auch James Cook an: Er gab sich mit der Teegewinnung aus den Blättern des Baums nicht zufrieden, sondern mischte sie mit Fichtennadeln und braute ein Bier daraus. Wie historische Dokumente belegen, schmeckte dieses Gebräu jedermann an Bord ausnehmend gut – sein außerordentlich würziger Geschmack war eine der wenigen Freuden der Seemänner nach einem langen und harten Arbeitstag.

Das Teebaumöl bereichert die Schiffsapotheke

Die Schiffsreisen der großen Abenteurer und Entdecker der Vergangenheit waren aufgrund der monatelangen Dauer nicht nur in psychischer Hinsicht äußerst anstrengend, sondern sie strapazierten auch den Körper in hohem Maße. Es kam immer wieder zu Vitaminmangel-, Haut- und anderen Erkrankungen, die sich als Folge unzureichender Ernährung sowie teilweise miserabler hygienischer Zustände einstellten. Auch Kapitän James Cook und seine Besatzung sahen sich mit derartigen Problemen konfrontiert, die oft genug sogar zum Tod eines erkrankten Menschen führen konnten. Es überrascht also nicht, dass sich Cook und natürlich Dr. Banks viel von dem Heilmittel Teebaumöl erwarteten. Und sie wurden nicht enttäuscht: Als die ersten Hautkrankheiten in Erscheinung traten, verabreichte Cook den Kranken einen Sud aus Teebaumblättern, und schon bald zeigten sich überraschende Erfolge: Die Betroffenen wurden wieder gesund.

Häufig wird der Teebaum hierzulande auch Ti Tree genannt. Doch dieser Begriff ist irreführend, da die australischen Ureinwohner mit Ti einen ganz anderen Baum, nämlich ein palmenartiges Gewächs (Cordyline australis) aus Neuseeland, bezeichnen.

Teebaumöl für Eingeweihte

Zwar hatten James Cook und Dr. Joseph Banks mit der Heilkraft des Teebaums ausgezeichnete Erfahrungen gemacht, doch gerieten ihre Erkenntnisse vorerst einmal wieder in Vergessenheit. Eine Ausnahme bildeten die

Namensgebung durch James Cook

Auf James Cook ist auch der Name »Teebaum« zurückzuführen. Da er die Blätter bis zu dieser Zeit ausschließlich als Teeersatz kennen gelernt hatte, gab er der Pflanzengattung fortan den Namen »Tea-Tree«, also »Teebaum«.

Siedler, die sich in der Folgezeit nach Cooks Entdeckung in Australien niederließen. Sie machten sich schnell die Pflanzenheilkunde der Aborigines zu Eigen und behandelten vor allem mit Eukalyptus- und Teebaumöl erfolgreich ihre Krankheiten und Verletzungen. Alles in allem dauerte es jedoch bis zu den zwanziger Jahren des 20. Jahrhunderts, ehe man sich wieder auf die Heilkräfte des australischen Wunderöls besann und damit begann, sie wissenschaftlich zu erforschen.

Als der Pionier der Teebaumölforschung gilt der australische Museumsdirektor und Chemiker Dr. Arthur R. Penfold. Im Jahr 1922 begann er in Sydney eine dreijährige Reihenuntersuchung, die der Erforschung der Eigenschaften und Wirkungen des Teebaums diente.

Wissenschaftlern ist es bis heute nicht möglich gewesen, einen anderen Pflanzenwirkstoff bzw. einen anderen künstlich produzierten Wirkstoff zu finden, der – wie das Öl der Melaleuca alternifolia – einerseits gegen Bakterien und andererseits auch gegen Pilze und Viren hilft.

Der Siegeszug des Teebaumöls in der Wissenschaft

Dr. Arthur R. Penfold ging davon aus, dass es sich bei dem aus den Blättern des Baums gewonnenen Öl um ein vorzügliches Antiseptikum handelte. Um seine These zu belegen, führte er zahlreiche wissenschaftliche Untersuchungen durch. Und in der Tat waren die Ergebnisse, die er 1925 der Öffentlichkeit präsentierte, in jeder Hinsicht erstaunlich:

- Die antiseptischen und bakteriziden, also keimtötenden Eigenschaften des Teebaumöls waren 13-mal stärker als die der Karbolsäure. Karbolsäure war damals das am meisten verwendete Antiseptikum.
- Das Teebaumöl war, wie Penfold nachweisen konnte, besonders gewebeschonend und nicht toxisch (giftig).
- Lediglich eine Art der untersuchten Teebäume enthielt die optimale Zusammensetzung der antibakteriellen Stoffe, und zwar jene, die in den Feuchtgebieten und Sümpfen von Bungawalbyn im Norden von New South Wales wuchs.

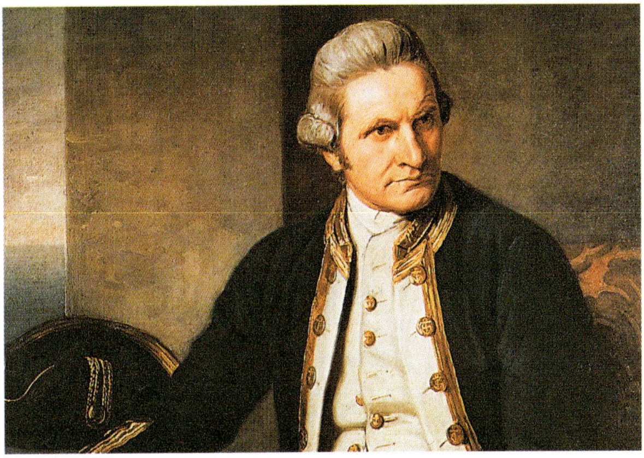

Ihm haben wir das Teebaumöl in letzter Konsequenz zu verdanken: James Cook kartographierte in der zweiten Hälfte des 18. Jahrhunderts den südlichen Pazifik.

Nachdem Dr. Penfold seine Untersuchungen publiziert hatte, begannen sich sogleich zahlreiche Wissenschaftler auf der ganzen Welt näher mit dem Teebaumöl zu befassen. Es folgten zahlreiche medizinische Studien, in denen die Wirkung des ätherischen Öls, teilweise auch im direkten Vergleich mit anderen bewährten Arzneimitteln, genau erforscht wurde. Von da an war sein Siegeszug nicht mehr aufzuhalten.

Die dreifache Wirkung gegen Bakterien, Viren und Pilze überzeugte selbst die größten Skeptiker. Es dauerte nicht lange, und die Mediziner setzten das Teebaumöl zur Behandlung von Infektionen und Hauterkrankungen ein. Bis heute ist keine andere Pflanze und kein synthetisch hergestellter Wirkstoff bekannt, der – wie das Teebaumöl – eine derart breite Wirkung hat.

Auch heute noch geben die unterschiedlichen Substanzen des Teebaumöls den Forschern Rätsel auf. So hat man bisher nicht herausgefunden, weshalb nur die eine – in bestimmten Regionen wachsende – Teebaumart ein derartig wirksames Öl liefert.

Teebaumöl im Wettstreit mit Penizillin

Dr. Penfold fühlte sich durch seine bahnbrechenden Erkenntnisse bestätigt und führte seine Teebaumölstudien fort. Zusammen mit seinen Assistenten entwickelte er in den dreißiger Jahren eine Reihe von Teebaumölprodukten, die auch von Ärzten verschrieben wurden. In der folgenden Zeit genoß das Teebaumöl ein hohes Ansehen, und während des Zweiten Weltkriegs war es eines der wichtigsten Medikamente zur Behandlung von Verletzungen. Bei den australischen Truppen gehörte das Teebaumöl zur Grundausstattung jedes Erste-Hilfe-Koffers. Selbst in den vierziger Jahren, zu der Zeit, als sich das erste Reinpräparat des medizinischen Wundermittels Penizillin anschickte, im Sturm die Welt zu erobern, blieben zumindest die Australier ihrem Teebaumöl weiterhin treu: Nach Kriegsende begannen sie, den Teebaum erst auf kleineren Flächen und dann auf großen Plantagen anzubauen.

Bei der Bezeichnung »Teebaum« handelt es sich um einen volkstümlichen Begriff. Ärzte und Botaniker vereinigen unter diesem Namen verschiedene Bäume der Gattung Melaleuca aus der Familie der Myrtengewächse.

Die Renaissance natürlichen Heilens

Der unaufhaltsame Siegeszug des Penizillins und anderer auf synthetische Weise gewonnener Medikamente sorgte in den fünfziger Jahren zunächst dafür, dass das Teebaumöl in den USA und in Europa wieder in Vergessenheit geriet. Das Wissen der Australier über die therapeutischen Möglichkeiten ihres Teebaumöls bildete später jedoch die Basis für die industrielle Verarbeitung der heilenden Substanz. Als man sich – etwa 20 Jahre später – wieder auf alternative Heilmethoden besann, fanden auch die ätherischen Öle zunehmend Beachtung: Die Renaissance des Teebaumöls, aber auch des Eukalyptusöls war angebrochen. Es waren allerdings nicht ausschließlich Heilkundler, die das Teebaumöl schätzten, sondern auch Fachmediziner. Man war allgemein positiv überrascht von der vielseitigen therapeutischen Einsatzfähigkeit des Teebaumöls, obgleich schon in den zwanziger und dreißiger Jahren die wichtigsten Informationen über den Teebaum bekannt gewesen waren.

Ein Industriezweig mit Zukunft

Während die ersten Erzeugnisse des Teebaumanbaus in Australien hauptsächlich auf Wochenmärkten verkauft wurden, erhält man die verschiedenen Teebaumölprodukte heutzutage überall in Naturkostläden, Reformhäusern und Apotheken. Längst existieren zahlreiche große Plantagen sowie viele Unternehmen, die Teebaumöl herstellen und das Ausland damit beliefern. Über die dabei Jahr für Jahr erzielten Gewinne können sich die Firmen nicht beklagen. So waren es im Jahr 1989 etwa 60 Tonnen, drei Jahre später konnte der weltweite Absatz von Teebaumöl mehr als verzehnfacht werden: Im Jahr 1992 wurden rund 700 Tonnen verkauft. Und so wie es aussieht brauchen sich die Teebaumölunternehmer um ihre Zukunft keine Sorgen zu machen, denn die Verkaufstendenz ist nach wie vor steigend.

Obgleich diverse Untersuchungen zu den verschiedenen Wirkungen des Teebaums durchgeführt wurden, stehen die Resultate von so genannten Langzeitstudien noch aus. Weitere bedeutende Detailkenntnisse über das Öl der Melaleuca alternifolia – z. B. die Verträglichkeit betreffend – sind zu erwarten.

Teebaumöl – ein Allroundheiler

Man kam bald auf die Idee, das Öl auch in unterschiedlichen Konzentrationsgraden auf den Markt zu bringen. Mittlerweile findet man zahlreiche so genannte Sidelineprodukte, also Erzeugnisse, bei denen der Anteil an Teebaumöl – je nach Art der Heilanwendung – teilweise recht stark variiert. Gleich, ob es sich um Zahnpasta,

Mündliche Überlieferung

Die Aborigines gaben ihre Kenntnisse immer nur mündlich weiter – und haben sie niemals in eine wie auch immer geartete schriftliche Form gebracht. So hatten die Wissenschaftler keinerlei Fakten, auf die sie hätten zurückgreifen können, um die bewährten Heilrezepturen zusammenzustellen.

Deodorants, Spülungen oder Duschgels, Seifen, Shampoos oder auch antiseptische Cremes handelt – in jeder Verwendungsform entfaltet das Teebaumöl seine wohltuende Wirkung.

Im Gegensatz zum zufälligen Wildwuchs in der freien Natur werden in den Plantagen aus Samenkörnern von gesunden, hochwertigen Teebäumen gezielt neue Sprösslinge gezogen. Damit lässt sich die Qualität des Öls dauerhaft auf höchstem Niveau erhalten.

Teebaumöl ist nicht gleich Teebaumöl

Es ist für einen Laien praktisch kaum möglich, aus der Gattung der Myrtengewächse mit ihren mehr als 300 unterschiedlichen Arten den richtigen Teebaum, also die Melaleuca alternifolia, herauszufinden – zumal auch alle anderen Mitglieder dieser Familie stark duften, weil sie Blattdrüsen besitzen, die beim Zerdrücken ätherische Öle freisetzen.
Der Teebaum, der sich durch seine ganz besondere chemische Zusammensetzung zur Teebaumölproduktion eignet, wächst vorwiegend an der Nordküste von New South Wales, genauer gesagt: im Becken von Richmond River und Clarence River bei Lismore.
Darüber hinaus findet man die Melaleuca alternifolia auch in Queensland sowie stellenweise in der Umgebung von Sydney und Newcastle. Allerdings weist deren chemische Zusammensetzung im Vergleich zu den Teebäumen im Norden teilweise doch erhebliche Unterschiede auf.

Auf den richtigen Teebaum kommt es an

Wie kompliziert es auch immer sein mag: Es ist unerlässlich, den richtigen Teebaum zu finden, denn es ist ausschließlich die chemische Zusammensetzung der Melaleuca alternifolia, die jene herausragenden Heilerfolge möglich macht.

Weshalb sich Teebäume unterscheiden

In erster Linie ist der Wechsel der Jahreszeiten verantwortlich dafür, dass Teebaumpflanzen verschieden aufgebaute ätherische Öle erzeugen, selbst wenn sie in der gleichen Region gewachsen sind und auch für Botaniker keine sichtbaren Unterschiede aufweisen. Um ein Beispiel zu geben: Der Anteil an Cineol bei Teebaumöl kann zwischen 2 und 65 Prozent betragen, wobei die niedrigeren Werte typisch sind für den Winter. Anders formuliert: Der Ölertrag der Blätter ist bei der Sommerernte deutlich höher. Sieht man vom Wechsel der Jahreszeiten ab, dann hängt die chemische Struktur des ätherischen Öls in erster Linie von der Beschaffenheit des Bodens sowie der geografischen Lage ab: Nur wenige Meter voneinander entfernt kann der Anteil der einzelnen Bestandteile des Teebaumöls bereits wesentlich variieren.

Der Lebenswille des Teebaums ist ausgesprochen stark: Hat er erst einmal an einem Ort seine Wurzeln geschlagen, dann ist es sehr schwierig, ihn von dieser Stelle wieder zu entfernen.

Geheimnisvoller Teebaum

Die unterschiedlichen chemischen Bausteine des Teebaumöls geben den Wissenschaftlern immer noch Rätsel auf. Mittels chemischer Analysen wurden bereits etwa 100 Inhaltsstoffe entdeckt und untersucht. Doch weiß man bei einigen lediglich, dass sie wirken – wie und weshalb, ist bislang noch völlig ungeklärt. Die bedeutendste Erkenntnis der verschiedenen Untersuchungen ist, dass das Öl des Teebaums verschiedene organische Verbindungen besitzt, von denen einige ausschließlich in der Melaleuca alternifolia anzutreffen sind. Auch weiß man bis heute nicht genau, warum eine bestimmte Bodenbeschaffenheit sich positiv auf die Inhaltsstoffe auswirkt, während die Heilkraft von Bäumen, die in anderen Gegenden wachsen, ungleich geringer ist.

Bislang ist es nicht gelungen, die komplexe und überaus variantenreiche Mischung der natürlich vorkommenden Substanzen des Teebaumöls auf künstlichem Wege nachzuahmen.

Die besonderen Merkmale des Teebaums

- Seine kleinen federartigen, filigran wirkenden Blüten von gelblicher Farbe werden wegen ihrer Form im Volksmund häufig als Flaschenbürsten bezeichnet.
- Die schmalen, nadelartigen und quirlförmig angeordneten Blätter duften besonders aromatisch.
- Die Rinde ist oft zottig, hell und papierartig.
- Der schmale Stamm teilt sich knapp über dem Boden, so dass Melaleuca alternifolia eher einem Busch als einem Baum ähnelt.
- Die Samen des Teebaums sind hellgrau bis braun und erinnern an gemahlene Pfefferkörner oder Gewürznelkenmehl.
- Melaleuca alternifolia ist eine ausdauernde Strauchspezies. Das bedeutet, dass sie niemals ihre Blätter abwirft, sondern immergrün ist.
- Melaleuca alternifolia wird höchstens sechs bis sieben Meter hoch, wodurch der Buscheindruck noch unterstrichen wird.
- Die Wurzeln der Melaleuca alternifolia sind tief und weit verzweigt.
- Aus den weit verzweigten Wurzelstöcken können sich wieder neue Bäume entwickeln.
- Teebäume sind besonders widerstandsfähig und regenerieren sich nach der Ernte ungewöhnlich schnell. Der Schnitt scheint ihr Wachstum sogar noch zu begünstigen.
- Häufig abgeerntete Teebäume weisen meistens eine dichter bewachsene Krone auf als unberührt wild wachsende.
- Um einen Teebaum vollständig zu beseitigen, reicht es nicht aus, ihn zu fällen, sondern man muss alle Wurzeln aus der Erde reißen.

Die beiden Heilsubstanzen des Teebaumöls

Genau genommen sind es vor allem zwei Wunderstoffe, die die heilende Kraft des Teebaumöls bewirken: Terpinen und Cineol. Dabei kommt es auch darauf an, in welcher Konzentration beide Stoffe in dem ätherischen Öl enthalten sind. So weist ein Teebaumöl erst dann eine optimale (und gut verträgliche) Qualität auf, wenn von Terpinen mindestens 30 Prozent, von Cineol dagegen höchstens fünf Prozent enthalten sind.

Terpinen – Helfer bei Hautproblemen

Insbesondere bei Erkrankungen und Verletzungen der Haut zeichnet sich Terpinen-4-ol durch eine besonders große Heilwirkung aus, da es Entzündungsprozesse hemmt, die Symptome lindert und den Heilungsprozess unterstützt. Bei den Terpinenen handelt es sich um ungesättigte Kohlenwasserstoffe, die man durch Extraktionen aus Blättern, Blüten und anderen Pflanzenteilen isoliert. Terpinene heilen jedoch nicht nur. Aufgrund ihres sehr angenehmen Geruchs eignen sie sich auch hervorragend als wohltuende Duftstoffe.

Selbst wenn sie nur in Spuren vorkommen: Jede einzelne der Substanzen, die in ätherischen Ölen enthalten sind, tragen zur Gesamtwirkung bei.

Cineol – wenn die Nase läuft

Der zweitwichtigste Heilstoff der Melaleuca alternifolia, die ätherische Substanz Cineol oder Eukalyptol, findet sich sowohl in den Blättern des Teebaums als auch in denen des Eukalyptusbaums. Bei Erkältungskrankheiten ist die Anwendung von Cineol besonders angeraten, doch ist dabei Vorsicht geboten: Eine zu hohe Dosierung, d. h. eine Konzentration von über 15 Prozent, kann brennende und sogar ätzende Schmerzen der Haut sowie der Schleimhäute verursachen, wodurch sich der Heilungsprozess verzögert.

Eine Analyse macht Furore

Für Aufsehen nicht nur in Chemikerkreisen, sondern auch bei vielen Medizinern sorgte eine ausführliche Analyse des Teebaumöls, die von den beiden Wissenschaftlern Swoerd und Hunter im Jahr 1978 durchgeführt wurde. Die Forscher kamen zu dem Ergebnis, dass es sich beim Teebaumöl um die bislang einzige natürliche Substanz handelt, die organische Vidifloren aufweist. Überdies entdeckten Swoerd und Hunter noch drei weitere Stoffe, die sich sonst in der Natur nirgends finden lassen, nämlich Beta-Terpineol, L-Terpineol und Allyhexonat. Zwar sind diese Stoffe im Vergleich zur Gesamtmasse nur in sehr geringen Mengen vorhanden, doch stellte das Resultat der beiden Forscher für die Fachwelt seinerzeit eine Sensation dar.

Bis heute ist es keinem Wissenschaftler gelungen, eine andere natürliche Substanz zu finden, die einen der Bestandteile oder eine vergleichbare Kombination aufgewiesen hätte. Schon allein diese Tatsache lässt die Einzigartigkeit des Teebaumöls deutlich werden.

Die Pena-Studie über Hefepilzinfektionen in den fünfziger Jahren, die Studie über Candidamycosis 1985 oder die über Akne 1990, bei denen Teebaumöl teilweise den direkten Vergleich mit synthetisch hergestellten Arzneien antrat – alle haben die vielfältige Wirksamkeit von Teebaumöl bestätigt.

Auf die Mischung kommt es an

Für sich allein genommen, zeitigen die Teebaumölsubstanzen Viridifloren, Beta-Terpineol, L-Terpineol sowie Allyhexonat eine relativ geringe Wirkung. Erst durch das ausgewogene Zusammenspiel der einzelnen Stoffe stellt sich die herausragende Heilkraft des Teebaumöls ein. Diese Erscheinung, die in der Natur keine Seltenheit ist, wird von der Wissenschaft als Synergie bezeichnet. Die Inhaltsstoffe des Öls der Melaleuca alternifolia wirken also synergetisch: Sie sind aufeinander angewiesen, um ihre eigentliche Effektivität erst zur vollen Entfaltung bringen zu können.

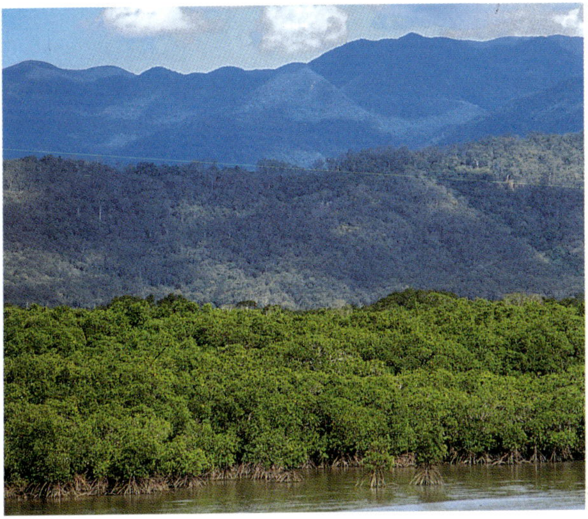

Viel Sonne und Wärme – so gedeiht der Teebaum prächtig.

Die Kombination sowie das Zusammenspiel der unterschiedlichen chemischen Bestandteile – mit einem Wort: die Synergie – bilden die Grundlage für die Wirkung beim Gros der ätherischen Öle.

Dies erklärt auch, aus welchem Grund künstlich hergestellte Produkte bzw. naturidentische Öle in ihrer Qualität und Heilkraft niemals mit den naturbelassenen Ölen konkurrieren können. Denn es ist so gut wie ausgeschlossen, diese natürlichen Bedingungen in einem Labor vollkommen exakt nachzustellen.

Von größter Bedeutung für die typische Wirkung des Teebaumöls ist nicht nur die jeweilige Substanz selbst, sondern auch ihr Anteil an der gesamten Ölmasse.

Physikalische Merkmale

Von farbloser bis hellgelber Farbe, ist das Teebaumöl von anderen ätherischen Ölen auf den ersten Blick kaum zu unterscheiden. Erst sein spezifischer Geruch, der noch am ehesten mit dem Geruch einer frischen Muskatnuss oder – aufgetragen auf die Haut – mit dem Duft einer Bitterorange zu vergleichen ist, lässt zwei-

felsfrei erkennen, dass es sich um Teebaumöl handelt. Tatsächlich ist die Duftnote von Teebaumöl eher streng als lieblich, weshalb es vielleicht bei den ersten Anwendungen einer gewissen Gewöhnung bedarf.
Teebaumöl ist alkohol-, aber nicht wasserlöslich, ein Aspekt, den man vor allem bei der Mischung von Teebaumöl mit wasserhaltigen Lösungen (z. B. Milch bei der Verwendung als Badezusatz) berücksichtigen muss.

Wie Teebaumöl gewonnen wird

Wenn die Teebaumblätter geerntet sind, werden sie in große Produktionsbetriebe gebracht, wo sie in Destillieranlagen verarbeitet werden. Hauptsächlich wird das ätherische Öl durch Wasserdampfdestillation gewonnen. Wichtig dabei ist, dass beim Prozess der Ölgewinnung kochend heißes Wasser zum Einsatz kommt, in das die Blätter des Teebaums gegeben werden. Aufgrund der hohen Temperaturen öffnen sich schon nach kurzer Zeit die ölhaltigen Poren der Blätter, wodurch das Öl in das heiße Wasser ablaufen kann. Dort vermengt es sich mit dem Wasserdampf, aus dem nunmehr das Öl destilliert werden kann.

Das Pflücken der Teebaumblätter ist mühsam, weil die Blätter sehr fest an den Zweigen sitzen. Die Blätter dürfen beim Pflücken nicht beschädigt werden, da sonst das kostbare Öl austreten könnte.

Eine Tonne Blätter für zehn Liter Teebaumöl

Die Australier berechnen für jeden Destilliervorgang ungefähr eine Tonne Blätter, die dann etwa zehn Liter Teebaumöl ergibt. Nach der Herstellung des weißen bis hellgelben Öls wird es mit Hilfe verschiedener chemischer Prozesse gesäubert und anschließend weiterverarbeitet. Um sicherzugehen, dass das gewonnene Teebaumöl auch tatsächlich die gewünschte Qualität besitzt, werden nach der Säuberung stichprobenartig Kontrollen durchgeführt. Eine nicht zufriedenstellende Qualität muss sich keineswegs immer auf eine mangelhafte Verarbeitung der Teebaumblätter zurückführen lassen, denn – wie schon erwähnt – auch die Qualität der einzelnen Teebäume und damit des Teebaumöls selbst unterliegt Schwankungen, die je nach Jahreszeit, den klimatischen Bedingungen und der geografischen Lage zum Teil erheblich sein können.

Die Australian Tea Tree Industry Association (ATTIA) setzt sich dafür ein, dass ausschließlich Melaleuca alternifolia als Basisstoff für Teebaumöl verwendet wird. Trotzdem sind in den USA und in Europa Teebaumölerzeugnisse auf dem Markt, die diesem Anspruch nicht genügen.

Die Norm AS 2783-1985

Um diese Schwankungen zu berücksichtigen, führte im Jahr 1985 die Australian Standards Association eine Qualitätsnorm mit dem Namen AS 2783-1985 ein. Öle, die mit dieser Norm gekennzeichnet sind, entsprechen den höchsten Qualitätsansprüchen für reines Teebaumöl, das ausschließlich in Australien produziert wird. Für Endverbraucher, die nicht auf diesem Kontinent leben, ist in der Praxis die Qualitätsnorm AS 2783-1985 jedoch kaum zu erkennen, denn die Importeure füllen das Öl der Melaleuca alternifolia in ihre eigenen Verkaufsflaschen um, ohne die Informationen des australischen Produzenten zu übernehmen. Bedauerlicherweise kann gegen diese Praxis nichts unternommen werden, da die Normzahlen nur in Australien Gültigkeit besitzen.

Die Qualitätskriterien des Teebaumöls

Man kann es gar nicht oft genug betonen: Teebaumöl ist nicht gleich Teebaumöl. Nur wenn folgende Kriterien erfüllt sind, handelt es sich um das echte Teebaumöl:

- Die Ernte stammt tatsächlich aus kontrolliert biologischem Anbau.
- Das Teebaumöl muss 48 Inhaltsstoffe enthalten, die von einem Fachgremium genau festgelegt wurden.
- Der Terpinen-4-ol-Anteil darf nicht unter 30 Prozent liegen.
- Der Cineolanteil sollte fünf Prozent nicht übersteigen.

Der Terpinen-4-ol-Gehalt ist ausschlaggebend

Grundsätzlich gilt: Für den Therapieeffekt ist der Terpinen-4-ol-Anteil entscheidend. Je höher dieser Gehalt, der am besten zwischen 35 und 45 Prozent liegt, desto größer ist die heilende Wirkung. Was die zweitwichtigste Ölsubstanz betrifft, das Cineol, so hat es vor allem einen starken therapeutischen Effekt bei Erkältungen. Überdies besitzt es die ungewöhnliche Fähigkeit, in die Haut einzudringen. Noch einmal sei darauf hingewiesen, dass zu hohe Dosierungen die Haut schädigen können – der Cineolanteil sollte also möglichst gering sein.

Vorsicht vor gestrecktem Teebaumöl! Sie können es an seinem süßlichen Aroma und seinem Kampfergeruch erkennen. Etwas anderes sind die hochwertigen Teebaumölmischungen, die in der Regel mindestens 15 Prozent reines Teebaumöl enthalten.

Praktische Hinweise für den Kauf von Teebaumöl

- Auf dem Flaschenaufkleber sollte grundsätzlich der botanische Name Melaleuca alternifolia stehen. Nur so können Sie sicher sein, dass Sie das echte Teebaumöl erworben haben.
- Achten Sie immer darauf, dass Sie nur 100 Prozent naturbelassenes Teebaumöl aus kontrolliert biologischem Anbau kaufen! Bei Teebaumölmischungen sollte der reine Teebaumölanteil wenigstens 15 Prozent betragen.
- Lesen Sie auf jeden Fall sorgfältig den Beipackzettel, um sicherzugehen, dass auch wirklich alle wichtigen Wirkstoffe im Teebaumöl Ihrer Wahl enthalten sind.
- Meiden Sie Billiganbieter, denn Qualität hat auch beim Teebaumöl ihren Preis! Besonders preisgünstige Teebaumöle sind häufig mit einem anderen Öl versetzt.
- Nach dem Kauf sollten Sie das Teebaumöl, auch wenn es in einer dunklen Flasche abgefüllt ist, unbedingt an einem lichtgeschützten Ort aufbewahren. Da Sie mit einer Flasche (ca. fünf Milliliter Teebaumöl) in der Regel mehrere Monate auskommen, ist es wichtig, dass in diesem Zeitraum das Teebaumöl nicht an Qualität verliert.

Inhaltsstoffe des Teebaumöls

Substanz	Prozentanteil
(+)-Terpinen-4-ol	24,73
Gamma-Terpinen	21,15
(–)-Terpinen-4-ol	13,13
Alpha-Terpinen	9,90
P-Cymen	4,96
Alpha-Terpinolen	3,18
1,8-Cineol	3,04
Alpha-Terpineol	2,72
Alpha-Muurolen	2,26
Alpha-Pinen	1,86
Delta-Cadinen	1,86
Viridifloren	1,75
Aromadendren	1,61
Globulol	0,80
Alloaromadendren	0,69
Beta-Phellandren	0,58
Viridiflorol	0,58
Cubenol	0,52
(+)-Limonen	0,51
Beta-Mycren	0,46
Alpha-Gurjunen	0,45
Beta-Caryophyllen	0,44
MW 204	0,44
MW 222	0,38
Cadina-1,4-dien	0,30
Alpha-Amorphen	0,29
Calamenen	0,27
Beta-Terpineol	0,24
Dimethylstyren	0,17
Gamma-Gurjunen	0,15
Spathulenol	0,15

Die nebenstehenden Angaben sind nur ungefähre Werte, da die Inhaltsstoffe von verschiedenen Teebaumölen voneinander abweichen.

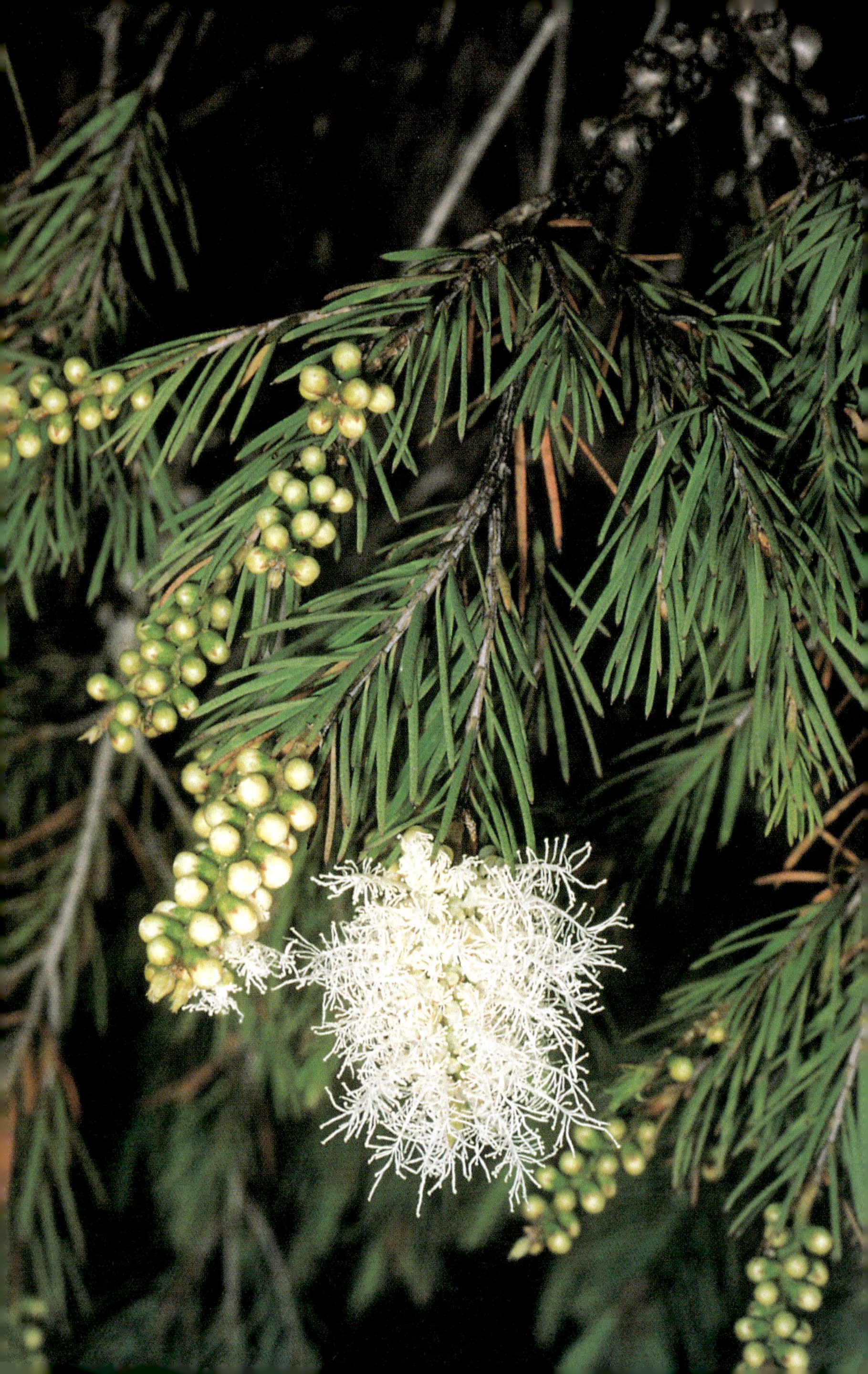

Teebaumöl – der Allrounder

Vor allem durch seine dreifache Heilwirkung unterscheidet sich das Teebaumöl von anderen natürlichen Heilmitteln – das Öl der Melaleuca alternifolia lässt sich also zu Recht als Allrounder unter den Heilpflanzenextrakten bezeichnen. Indem das Teebaumöl dank seiner vielfältigen Eigenschaften in der Lage ist, gleich gegen drei verschiedene Arten von Erregern, gegen Bakterien, Pilze und Viren, vorzugehen – und das ohne Nebenwirkungen! –, erhält es seine außerordentliche, durch kein anderes Pflanzenheilmittel übertroffene Bedeutung.

Naturmedizin heißt Ganzheitlichkeit

In den letzten Jahrzehnten wurde die Pflanzenheilkunde im Zuge der wachsenden Unzufriedenheit mit der Schulmedizin wiederentdeckt.

Jeder Mensch ist eine ganzheitliche, individuelle Persönlichkeit – und sollte auch als solche betrachtet und medizinisch behandelt werden. Dies ist die Maxime, auf der im Wesentlichen die gesamte Naturmedizin beruht. Im Gegensatz zur Schulmedizin, die aufgrund der ungeheuren Informationsflut sowie der komplexen Zusammenhänge der verschiedenen Fachbereiche tatsächlich schon längst nicht mehr ohne die Detailkenntnisse von spezialisierten Fachkräften auskommen könnte, bewerten die alternativen Therapieformen die körperlichen, emotionalen und spirituellen Bedürfnisse des Patienten als Ganzheit.

Von der Auffassung ausgehend, dass allein die Harmonie von Körper, Seele und Geist die Grundbedingung für ein gut funktionierendes Immunsystem, für körperliches und seelisches Wohlbefinden, kurzum: für Gesundheit ist, geht es der Naturheilkunde in erster Linie um adäquate Therapiemethoden, die sich für den Gesamtorganismus des Menschen eignen, und zwar für den Organismus des einzelnen Individuums. Folgerichtig geht es der Naturmedizin erst an zweiter Stelle um die Linderung und Beseitigung der Symptome.

Miteinander von Schul- und Naturmedizin

Im Gegensatz zu sehr vielen synthetisch hergestellten Arzneimitteln bekämpfen naturheilkundliche Präparate nicht nur die Symptome – sie fördern insbesondere die Selbstheilungskräfte unseres Organismus.

Offenbar wird es immer mehr Ärzten klar, dass die Zukunft der Medizin nicht in einem Gegeneinander von Schul- und Naturmedizin liegen kann, sondern es vielmehr um eine harmonische Verbindung von wissenschaftlichen Erkenntnissen und modernen Therapiemethoden mit dem traditionellen Wissen der alternativen Heilkunde geht bzw. gehen sollte.

Es wäre etwa gut vorstellbar, bei Notfällen auch weiterhin die hochentwickelte Apparatemedizin einzusetzen und den Heilungsprozess bei chronischen Krankheiten mit Hilfe von natürlichen Heilmitteln zu unterstützen. Denn eines steht fest: Die pflanzlichen Substanzen sind, hinsichtlich der Nebenwirkungen, in der Regel weitaus weniger schädlich als die synthetisch hergestellten Medikamente. Auch die Schulmediziner erkennen dies immer mehr an.

Teebaumöl – Heilmittel der Zukunft

Eines der Naturheilmittel, dessen Wirksamkeit bei bestimmten Erkrankungen inzwischen unbestritten ist, ist das Teebaumöl. Sowohl Naturheilkundler als auch aufgeschlossene Schulmediziner bescheinigen dem Teebaumöl eine große Zukunft in der gezielten Behandlung von bestimmten Beschwerden.

Warum das Teebaumöl so wirksam ist

Nach dem momentanen Stand der Forschung ist das Öl der Melaleuca alternifolia das ätherische Öl, das über das breiteste Spektrum an Anwendungsmöglichkeiten verfügt. Vor allem kann es als Antiseptikum auch über längere Zeit hinweg verabreicht werden, ohne dass irgendwelche Nebenwirkungen zu befürchten wären – im Gegensatz etwa zum künstlich hergestellten Antibiotikum. Ein monatelanger Einsatz des Teebaumöls empfiehlt sich besonders dann, wenn das Ziel der Therapie in der Linderung bzw. Heilung chronischer Erkrankungen, einer Stärkung des Immunsystems oder in der Beseitigung von allgemeinem Unwohlsein liegt. Allerdings ist es in jedem Fall ratsam, vor der ersten Anwendung des Teebaumöls durch einen Test die Möglichkeit von allergischen Reaktionen auszuschließen.

Nicht jedes Antibiotikum bekämpft alle Bakterien. Die wenigen Mittel, die gegen viele Bakterienarten gleichzeitig wirken, nennt man Breitband-antibiotika.

Teebaumöl oder Antibiotika?

Wie bereits erwähnt, wird das Teebaumöl aufgrund seiner natürlichen antiseptischen Wirkung häufig mit Antibiotika verglichen. Ihnen gegenüber zeichnet es sich tatsächlich durch mancherlei Vorteile aus. Zunächst einmal ist es für Mikroorganismen praktisch unmöglich, gegen Teebaumöl resistent zu werden. Dies liegt vor allem daran, dass das Öl über eine außergewöhnlich komplexe chemische Zusammensetzung verfügt, auf die sich die jeweiligen Krankheitserreger nur sehr schwer einstellen können. Im Gegensatz dazu beschränkt sich die chemische Zusammensetzung von Antibiotika auf einzelne Stoffe mit verhältnismäßig einfachen Strukturen, die die Resistenzentwicklung der krankheitserzeugenden Mikroorganismen auf ganz entscheidende Weise erleichtern.

Hinzu kommt, dass das Teebaumöl offensichtlich in der Lage ist, sämtliche Krankheitserreger zu beseitigen – und zwar dauerhaft –, vorausgesetzt, die Therapie wurde wirklich konsequent durchgeführt. Im Unterschied zum Teebaumöl haben die synthetisch hergestellten Antibiotika den Nachteil, dass, obwohl sie anfangs über die Primärerreger die Oberhand gewinnen, dennoch ein intensiviertes Wachstum von mutierten Bakterien eintreten kann, wogegen die Antibiotika machtlos sind.

Antibiotika sind keine Wundermittel

Ohne Frage stehen Antibiotika als synthetisch erzeugte Arzneimittel noch immer an erster Stelle der bei Infektionskrankheiten hilfreichen Medikamente. Allerdings ist ihre Macht eingeschränkt, da sie wirklich effektiv fast nur gegen Bakterien verabreicht werden können, wohingegen sie sich nur in Ausnahmefällen zur Bekämpfung von Pilzen und Viren eignen. Trotz dieser Erkenntnis verordnen noch immer manche Ärzte leichtfertig das Wundermittel Antibiotikum, selbst dann, wenn nicht eindeutig feststeht, um welche Krankheitserreger es sich eigentlich handelt.

Greifen Sie nicht sofort zu Antibiotika – vielleicht wird Ihr Körper selbst mit den Krankheitserregern fertig. Anders ist es bei ansteckenden bzw. lebensbedrohenden Infektionen.

Viren sind die Hauptverursacher für Erkältungen

Dass eine solche Vorgehensweise – vor allem dann, wenn es um Erkältungskrankheiten geht – heute noch immer die Regel ist, ist eigentlich kaum zu glauben – sind doch mehr als 90 Prozent dieser Krankheitserreger Viren! Überdies stellen Antibiotika keine geeigneten Mittel zur Prävention dar. Man ist also auch dann nicht vor grassierenden Infektionen sicher, wenn man Antibiotika einnimmt, um einer Erkältung oder Grippe vorzubeugen. Dennoch besteht kein Grund, Antibiotika generell abzulehnen.

Antibiotika können Leben retten

Es wäre geradezu unverantwortlich, Antibiotika wegen der genannten Nachteile zu verdammen, denn faktisch sind sie nach wie vor für zahlreiche Infektionen, die auf Bakterien zurückzuführen sind – ganz besonders dann, wenn sie hochgradig ansteckend bzw. lebensbedrohend sind –, auch heute noch durch kein anderes Medikament zu ersetzen. Als Betroffener sollte man dem behandelnden Arzt die Entscheidung überlassen, ob im speziellen Fall die Anwendung von Antibiotika hilfreich ist oder ob sich die Einnahme von Naturheilmitteln als sinnvolle Alternative anbietet.

Wegen seiner besonderen Wirkung gegen Viren empfiehlt es sich, Teebaumöl zur Behandlung von Krankheiten wie Masern, Windpocken, Grippe und Erkältungen einzusetzen.

Viren – tückisch und zäh

Im Vergleich zu Bakterien besitzen Viren eine sehr viel einfachere Struktur – und sie vermehren sich auch wesentlich schneller als Bakterien. Wie Parasiten fallen sie über die so genannten Wirtszellen her, wo sie Kopien ih-

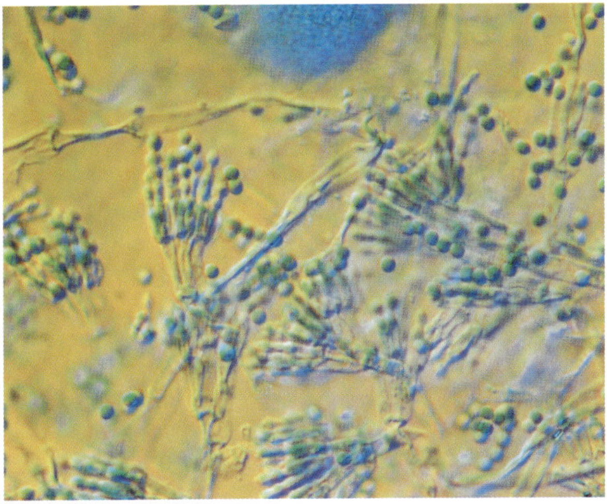

Das wohl bekannteste Antibiotikum: Penizillin unter dem Mikroskop. Doch auch die Natur hat einiges erfunden, um Organismen gegen Bakterien zu verteidigen.

rer selbst produzieren. Hinzu kommt, dass sie außerordentlich widerstandsfähig sind: Mit Kälte und Hitze werden sie relativ leicht fertig. Zwar gibt es Arzneimittel, die in der Lage sind, Viren zu vernichten, jedoch können sie dabei auch die Wirtszellen in Mitleidenschaft ziehen.
Bisweilen kommt es sogar vor, dass scheinbar abgetötete Viren nach dem Absetzen des Medikaments innerhalb kürzester Zeit wiederauferstehen. Sie setzen dann unserem Körper mit verstärkter Aggressivität zu, und der Betroffene fühlt sich bei diesem Rückfall oftmals noch schlechter als vorher. Gegen derartige Rückfälle scheint das Teebaumöl ein gutes Mittel zu sein, da es offenbar Viren abtöten kann, ohne dabei die Wirtszellen und damit den gesamten Organismus dauerhaft zu schädigen – und ohne dass es zu einer neuerlichen Vermehrung der Viren kommt.

Bazillen sind stäbchenförmige Bakterien. Zu den Krankheiten, die durch Bazillen hervorgerufen werden, zählen u. a. Tuberkulose, Keuchhusten, Wundstarrkrampf, Typhus, Diphtherie, Salmonellosen und die Legionärskrankheit.

Teebaumöl im Kampf gegen Pilzinfektionen

Im Mittelpunkt der so genannten Mykologie stehen die Pilze: Mikroorganismen, die besonders einfach konstruiert sind und in Symbiose mit anderen Pflanzen existieren bzw. häufig zu parasitären Lebewesen werden. Zu der Familie der Pilze gehören etwa der Mehltau und der Schimmel-, Hefe-, Ess- und Giftpilz.
Pilzinfektionen (Mykosen) treten lokal sehr oft auf. So sind beispielsweise Haut, Schleimhäute, Haare und Nägel die idealen Nährböden für hartnäckige Pilzerkrankungen. Doch können auch innere Organe wie Lunge oder Darm von Mykosen betroffen sein. Hinzu kommt, dass Pilze oftmals gegen Antimykotika (spezielle Medikamente gegen Pilzerkrankungen) immun werden. Dass sie, wie beispielsweise Bakterien, wirkungsvolle Abwehrstrategien gegen Teebaumöl entwickeln, ist offenkundig jedoch nicht der Fall.

Gegen Bakterien, Viren und Pilze

Die Heilkraft des Teebaumöls kann erfolgreich im Kampf gegen drei Arten von ansteckenden Erregern eingesetzt werden: gegen Bakterien, Pilze und Viren. Was das Teebaumöl zu einem hervorragenden Desinfektionsmittel macht, sind seine antiseptischen sowie seine fungiziden (pilzabtötenden) Eigenschaften. Zahlreiche Analysen haben ergeben, dass eine verdünnte Lösung von Teebaumöl bis zu fünfmal (!) effizienter ist als die meisten herkömmlichen Desinfektionsmittel, was dieses ätherische Öl natürlich für die Bekämpfung von Krankheitserregern geradezu prädestiniert.

Wer über einen längeren Zeitraum hinweg Antibiotika nimmt, ist von Pilzinfektionen besonders bedroht. Pilze, die Hautentzündungen hervorrufen, gedeihen am besten in einer feuchten und warmen Umgebung – beispielsweise im Bereich der Genitalien und zwischen den Zehen.

Infektionen lindern und heilen

Bei sämtlichen Erkältungskrankheiten, Infektionen der Atemwege und sogar bei schweren Grippeerkrankungen konnte sich das Teebaumöl als lindernde und heilende Substanz erweisen. Hinzu kommt, dass es sich hervorragend für die Therapie von Beschwerden im Bereich der Genitalien eignet: Das Teebaumöl ist in der Lage, von der akuten oder chronischen Blasenentzün-

Erste Hilfe leisten mit Teebaumöl

Dank der sterilisierenden bzw. antiseptischen Wirkung von Teebaumöl ist es für die erste Hilfe insbesondere geeignet bei:

- Schnittwunden und Verbrennungen
- Abschürfungen
- Infektionen durch Fremdkörper in der Haut (z. B. Holzsplitter)
- Insektenstichen
- Verschmutzten und eiternden Wunden

dung bis hin zum lästigen Scheidenausfluss innerhalb kurzer Zeit sowohl die Krankheitssymptome als auch die Ursachen der Erkrankung zu beseitigen.

Teebaumöl fördert den Heilungsprozess

Verbunden mit der sterilisierenden Wirkung von Teebaumöl ist seine Heilfunktion. Verletzungen, die mit dem Öl der Melaleuca alternifolia behandelt werden, werden nicht nur effektiv sterilisiert, sondern darüber hinaus heilen sie auch rascher. Und schließlich hat Teebaumöl – ganz im Gegensatz zum stark brennenden Jod – auch seinen heilsamen Einfluss auf die Haut unter Beweis gestellt. Nicht nur bei Erkrankungen der Haut – wie Irritationen bzw. entzündlichen Prozessen (Pickel, Mitesser, Akne) – ist eine Anwendung von Teebaumöl empfehlenswert; es eignet sich auch ganz hervorragend für die allgemeine Hautpflege.

Wie alle antiseptischen Mittel kann auch Teebaumöl die Schleimhäute angreifen, wenn es nicht stark genug verdünnt wird. Wenden Sie es zudem nur äußerlich an!

Die verschiedenen Qualitätsstufen

Bevor Sie das Teebaumöl anwenden, ist es notwendig, sich mit den verschiedenen Qualitätsstufen vertraut zu machen, da die Wirkung der australischen Heilsubstanz sowohl vom sachgerechten Produktionsverfahren als auch von der jeweiligen chemischen Zusammensetzung abhängt. Denn die Einordnung des Teebaumöls in eine der Qualitätsgruppen gibt Auskunft darüber, auf welche Art und Weise und für welche Zwecke das gekaufte Öl angewendet werden sollte. Darüber hinaus lässt die Zuordnung in Qualitätsgruppen deutlich werden, ob das erworbene Teebaumöl auch tatsächlich den individuellen Wünschen und Bedürfnissen entgegenkommt. Mittlerweile unterteilen die meisten australischen Teebaumölproduzenten ihre Erzeugnisse in fünf Qualitätsstufen, die sich durch die jeweilige chemische Beschaffenheit des Öls unterscheiden. Dabei bezieht sich diese Einteilung ausschließlich auf die Plantagenprodukte; die so genannten Wildsammlungen werden von ihr nicht erfasst, obwohl aus ihnen sogar das qualitativ hochwertigste Öl stammen kann.

Unter Umständen ist es ratsam, anstelle von Teebaumölkonzentrat mildere Teebaumölmischungen zu verwenden; so etwa, wenn man auf reines Teebaumöl überempfindlich reagiert.

Teebaumöl – am besten aus biologischem Anbau

Generell sollte man Heilmittel – gleich, ob natürlicher oder synthetischer Herkunft – nur dann anwenden, wenn man sich über ihre Zusammensetzung vorher genau informiert hat. Das gilt natürlich auch für Präparate, die Teebaumöl enthalten. Es empfiehlt sich, nur solche Produkte zu kaufen, die nachweislich aus kontrolliert biologischem Anbau stammen. Normalerweise dürfte es kein Problem sein, dies festzustellen, da diese Erzeugnisse die Aufschrift »KBA« tragen. Es kann sein, dass es zu Komplikationen kommt, wenn man Teebaumöl erwirbt, das nicht mit dieser Kennzeichnung versehen ist.

- Fehlt der Vermerk »KBA« auf dem Beipackzettel oder dem Etikett eines Teebaumölprodukts und beinhaltet es mehr als fünf Prozent Cineol bzw. weniger als 35 Prozent Terpinen-4-ol, dann bedeutet das, dass dieses Erzeugnis weniger reines Teebaumöl und stattdessen umso mehr qualitativ geringwertige Rohstoffe enthält.
- Eine derartige Beschaffenheit mindert die Heilkraft des Teebaumöls.
- Sind einem solcherart zusammengesetzten Teebaumöl nicht näher bestimmte Zusätze beigegeben – egal, ob synthetischer oder natürlicher Herkunft –, dann können unerwünschte körperliche Reaktionen bei seiner Verwendung in Erscheinung treten. Dies gilt vor allem für besonders empfindliche Menschen.

Pharmazeutische Qualitätsstufe

Die Teebaumölerzeugnisse, die für den medizinischen Gebrauch, als Beimischungen hochwertiger Kosmetika oder für die Aromatherapie vorgesehen sind, werden der pharmazeutischen Qualitätsstufe zugerechnet. Teebaumöl aus dieser Gruppe weist im Wesentlichen kaum andere Werte auf als das Öl der Melaleuca alternifolia, das mit dem Vermerk »KBA« gekennzeichnet ist. Jedoch dürfen hier einige Monate vor der Ernte künstlicher Dünger sowie Insektizide eingesetzt werden. Immerhin werden, wie bei den KBA-Ölen, auch hier umfangreiche Kontrollen durchgeführt, die sicherstellen, dass sich mögliche Pestizidanteile unterhalb der Nachweisgrenze befinden.

Alle Mittel zur Körper-, Haar- und Nagelpflege sowie alle Tierpflegeprodukte gehören zur kosmetischen Qualitätsstufe. Sie enthalten Plantagenteebaumöl der mittleren Qualität.

Teebaumöl für die Schönheit

Das Teebaumöl, das für die Herstellung von Kosmetika verwendet wird, wird der kosmetischen Qualitätsstufe zugeordnet. Diese Gruppe umfasst alle Teebaumöle aus Plantagen, die im Normalfall weiterverarbeitet werden. In kosmetischen Haarpflege-, Nagelpflege- und Hautpflegemitteln werden diese Öle gemeinsam mit anderen Zusätzen zur Herstellung von Seife, Creme, Shampoo und zahlreichen anderen der Körperpflege dienenden Erzeugnisse verwendet.

Im Vergleich zu der anderen Qualitätsstufe sind die Anforderungen an das Teebaumöl dieser Gruppe weit weniger streng. Aus diesem Grund sollte man Teebaumöl der mittleren Qualität auch nicht in reiner, ungemischter Form anwenden – weder äußerlich noch innerlich. Das bedeutet jedoch nicht, dass teebaumölhaltige Pflegeprodukte, die der kosmetischen Qualitätsstufe entsprechen, nicht wirkungsvoll seien.

Wozu sich Teebaumöl minderer Qualität eignet

Es kommt vor allem darauf an, Teebaumöl, das einen relativ hohen Cineol- und vergleichsweise niedrigen Terpinen-4-ol-Anteil besitzt und deshalb von minderer Qualität ist, richtig einzusetzen. Denn es eignet sich hervorragend für folgende Anwendungsbereiche:

- **Teebaumöl der technischen Qualitätsstufe** wird zur Herstellung von Tierpflegemitteln und Haushaltsreinigern verwendet.
- **Teebaumöl der industriellen Qualitätsstufe** wird als Desinfektions- und Reinigungsmittel eingesetzt.

Für Teebaumöl der technischen und der industriellen Qualitätsstufe gilt: Es belastet nicht die Umwelt – im Gegensatz zu fast allen chemisch produzierten Mitteln.

Verschiedene Menschen reagieren unterschiedlich auch auf gleichartige Erkrankungen, weshalb unter Umständen unterschiedliche Dosierungen bzw. Anwendungen der Heilmittel angeraten sind.

Konzentriert oder vermischt?

Eine Frage, die im Zusammenhang mit Teebaumöl häufig gestellt wird, ist: Soll man das heilsame Naturmittel in konzentrierter Form oder vermischt mit anderen Substanzen anwenden? Sieht man einmal vom medizinischen Bereich bzw. dem Einsatz zur ersten Hilfe ab, wird das Öl der Melaleuca alternifolia nur selten in unverdünnter Form eingesetzt. Vielmehr hat es sich vor allem bei der Körperpflege bewährt, einzelnen Produkten einige Tropfen Teebaumöl beizumischen.

Wenn Öle gemeinsame Sache machen …

… dann freut sich unser Körper – vorausgesetzt, wir wissen, wie Teebaumöl mit pflanzlichen Ölen auf die richtige Weise vermischt wird. Auf alle Fälle gilt: Teebaumöl eignet sich vorzüglich dazu, mit anderen Ölen vermengt zu werden, die man anschließend dann als Lotion für die tägliche Körperpflege oder auch zur Massage einsetzen kann.

Weil jedoch jedes aus Pflanzen gewonnene Öl seine charakteristischen Eigenschaften besitzt, ist es empfehlenswert, sich vorher über das jeweilige Basisprodukt, das man zu verwenden gedenkt, zu informieren. Sollten Sie also selbst eine Ölmischung aus Teebaumöl und einem anderen Pflanzenöl herstellen wollen, dann ist es ratsam, die spezifischen Merkmale folgender pflanzlicher Öle zu beachten.

Es spricht nichts dagegen, verschiedene Öle miteinander zu mischen. Empfehlenswert ist ein Gemisch aus Jojoba-, Mandel- und Teebaumöl oder Jojoba-, Avocado- und Teebaumöl. Ein paar Tropfen Teebaumöl genügen!

Pflanzenöle und ihre Eigenschaften

▶ **Avocadoöl** eignet sich durch seinen besonders hohen Anteil an Vitamin A und E sehr gut für die Pflege von trockener Haut. Avocadoöl ist ein fettes Öl, doch trotz des hohen Fettanteils wird es – vor allem dank dem Vitamin E – nicht ranzig oder, wissenschaftlicher formuliert: Es oxidiert nicht an der Luft.

▶ **Weizenkeimöl** ist ebenfalls reich an Vitamin E. Es ist wegen seines geringeren Fettanteils etwas leichter als das Avocadoöl, hat aber eine deutlich geringere Haltbarkeit und sollte daher möglichst schnell verbraucht werden.

▶ **Jojobaöl** ist wegen seiner emulgierenden Eigenschaften zum Mischen besonders gut geeignet. Es zieht sehr gut in die Haut ein und oxidiert ebenfalls nicht.

▶ **Mandelöl** ist als leichtes, kaltgepresstes Öl auch für empfindliche Haut und Kleinkinder ohne Probleme verträglich. Deshalb ist es besonders häufig in Babypflegemitteln, die auf natürlicher Basis hergestellt werden, enthalten. Mandelöl wird schnell von der Haut aufgenommen, die sich nach dem Eincremen glatt, geschmeidig und weich anfühlt.

Wasser und Milch sind gute Lösungsvermittler

Um Spülungen mit dem Öl der Melaleuca alternifolia vorzunehmen, ist es zunächst in Wasser aufzulösen. Dies bedarf jedoch eines kleinen Tricks, denn Teebaumöl ist eigentlich nicht wasserlöslich. Unter Verwendung eines so genannten Lösungsvermittlers geht man dabei folgendermaßen vor: Erwärmen Sie Milch oder Sahne bis maximal 30 °C. Nun lässt sich das Teebaumöl gut emulgieren. Nachdem die Emulsion wieder erkaltet ist, geben Sie sie in das handwarme Wasser und rühren um.

Begrenzte Haltbarkeit

Sollten Sie Teebaumöl für Sitzbäder, Mund- und Vaginalspülungen oder aber als Heilmittel gegen Soor zum Einsatz bringen wollen, bietet sich eine Mischung des ätherischen Öls mit Wasser und Milch an. Allerdings ist es sinnvoll, diese Emulsion gleich zur Anwendung kommen zu lassen und zügig zu verbrauchen, da ihre Haltbarkeit äußerst begrenzt ist.

Mittlerweile werden auch wasserlösliche Teebaumöle auf dem Markt angeboten. Sie sind jedoch verhältnismäßig teuer – denn sie bestehen zu über 80 Prozent aus Wasser! Sie kriegen also auch bei größeren Flaschen deutlich weniger Teebaumöl für Ihr Geld.

Richtig angewendet ist halb geheilt

In der Praxis kommt es höchst selten vor, dass Menschen mit Unverträglichkeit auf Teebaumöl reagieren. Zwar ist Teebaumöl ein außerordentlich sanft wirkendes Naturheilmittel – es reizt weder die Haut noch ist es toxisch, d.h. giftig –, doch ist eine unbedachte Anwendung, vor allem, wenn man empfindlich ist oder zu Allergien neigt, nicht angeraten. Es empfiehlt sich daher schon vor dem ersten Einsatz des Teebaumöls, sorgfältig zu prüfen, ob Sie es auch wirklich vertragen. Diese Maßnahme sollte auch bei Kindern durchgeführt werden.

Das sollten Sie beachten

Teebaumöl, das man grundsätzlich nur äußerlich anwenden sollte (falls der Arzt nicht ausdrücklich die innerliche Anwendung des Öls empfiehlt), ist für unsere Augen schädlich. Wenn Sie trotz Vorsichtsmaßnahmen ein wenig Teebaumöl in die Augen bekommen haben, so ist das allerdings kein Grund, ängstlich zu werden: Spülen Sie das Öl sofort mit viel kaltem und klarem Wasser aus. Darüber hinaus empfiehlt es sich auch für Schwangere und für die Anwendung bei Kindern unter 18 Monaten, mit Teebaumöl vorsichtig umzugehen: Auf keinen Fall dürfen Sie Teebaumöl unverdünnt einsetzen!

Teebaumöl sollte niemals ohne Verordnung des Arztes und niemals ohne ärztliche Aufsicht innerlich angewendet werden!

Führen Sie einen Hauttest durch

Da die Haut unter Umständen von reinem Teebaumöl gereizt werden kann, empfiehlt es sich, vor der Therapie erst einmal einen Hauttest durchzuführen. Dazu träufeln Sie einen Tropfen reinen Teebaumöls auf den Handrücken bzw. in die Armbeuge und lassen es etwa eine

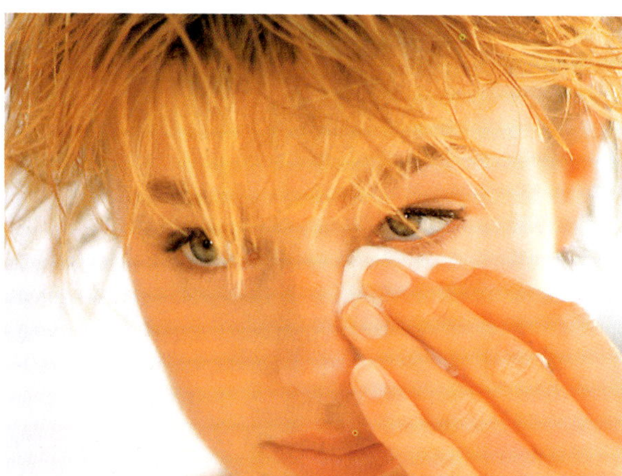

Vorsicht bei äußerlichen Anwendungen: Teebaumöl darf nicht in die Augen und unverdünnt nicht auf Schleimhäute gelangen.

Stunde lang einwirken. Sollten Reizungen der Haut oder gar Kreislaufstörungen auftreten, dann spülen Sie das Teebaumöl sofort mit viel Wasser ab. Benutzen Sie das Öl in Zukunft nur in verdünnter Form (also gemischt mit Wasser, Milch oder Pflanzenöl). Im Fall eines ausbleibenden Heilerfolgs oder einer Verschlimmerung der Symptome sollten Sie Ihren Arzt konsultieren.

Ist Selbstbehandlung mit Teebaumöl ratsam?

Ganz allgemein gilt für jedes Heilmittel, gleich, ob es homöopathischer bzw. rein pflanzlicher Natur ist oder ob es sich um ein synthetisch hergestelltes Medikament handelt, dass Nutzen, aber auch Risiken von Patient zu Patient sehr unterschiedlich sein können. Dies gilt auch für das Teebaumöl. Es ist also ratsam, vor der ersten Anwendung zur Therapie einer Erkrankung erst einmal mit dem behandelnden Arzt Rücksprache zu halten, denn dadurch lässt sich mögliches Fehlverhalten am ehesten vermeiden. Hat Ihnen der Arzt grünes Licht erteilt, dann spricht nichts dagegen, dass Sie Ihre eigenen Erfahrungen mit Teebaumöl machen.

Auch wenn Sie bereits gute Erfahrungen mit der Anwendung von Teebaumöl gemacht haben: Wenn die Symptome nicht innerhalb von ein paar Tagen deutlich gelindert werden oder sie sich sogar verschlimmern, sollten Sie sofort Ihren Hausarzt aufsuchen.

Direkte Anwendung bei akuten Beschwerden

Je nach Art der Symptome bieten sich die verschiedensten Anwendungsmöglichkeiten von Teebaumöl an. Nun hängt es natürlich von Ihrer persönlichen Neigung oder auch Ihrer jeweiligen Tagesstimmung ab, ob Sie verspannte Muskeln lieber in der Badewanne oder mit Hilfe von Massagen kurieren möchten. Grundsätzlich sollten Sie jedoch beachten: Für alle mittel- bis langfristigen Behandlungen, die den gesamten Organismus betreffen, sind die verschiedenen Formen der indirekten Anwendung, für alle akuten Beschwerden auf der Haut ist die direkte Anwendung besonders geeignet.

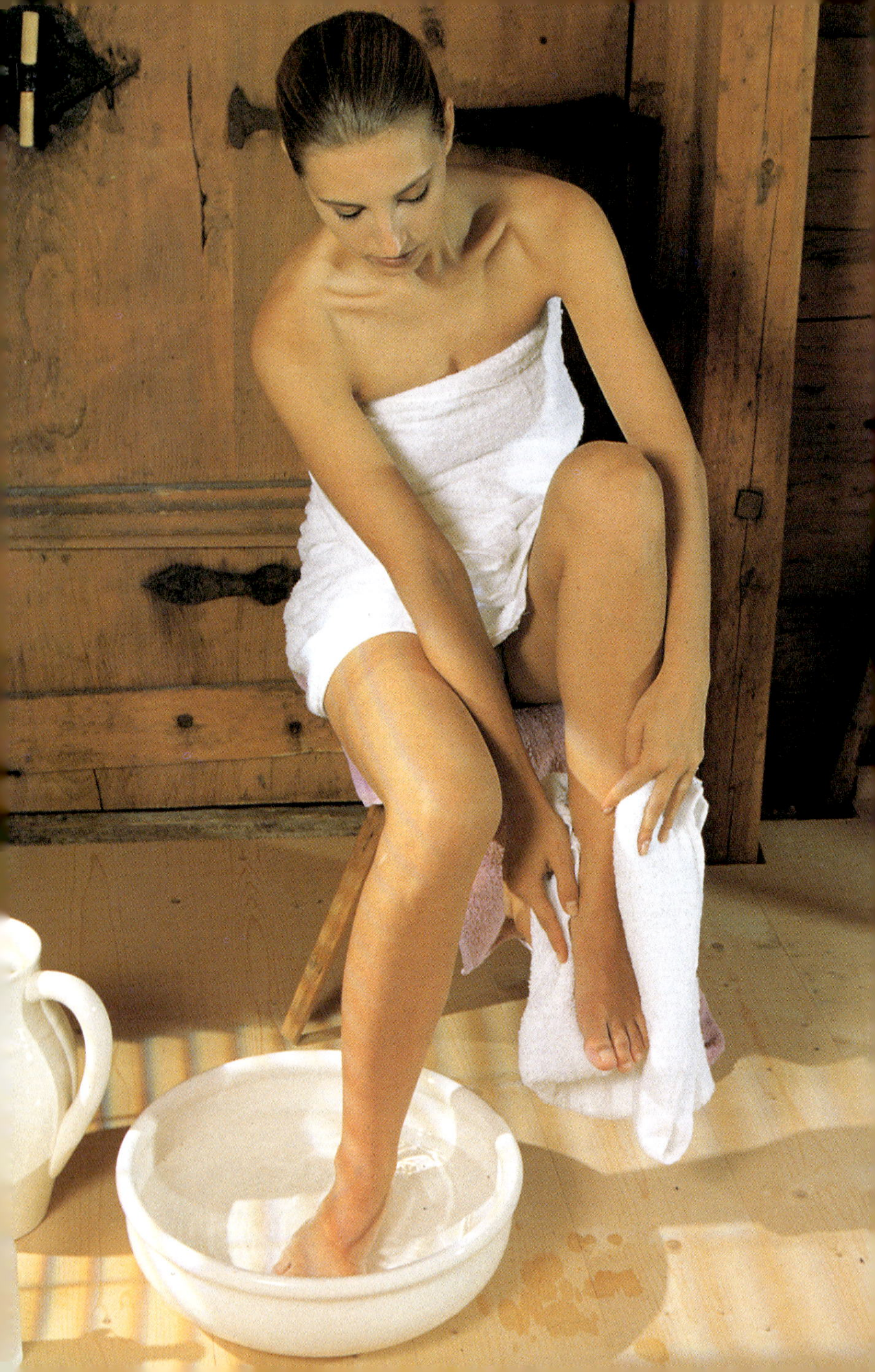

Die vielen Gesichter des Teebaumöls

Gleich, ob man es als Reinigungsmittel im Haushalt, als Präparat zur Pflege des Haustiers oder auch für die eigene Körperpflege einsetzt – richtig angewendet leistet Teebaumöl hervorragende Dienste. Für den günstigen Verlauf von medizinischen Heilungs- oder kosmetischen Pflegeprozessen ist entscheidend, dass das Teebaumöl häufig und regelmäßig zur Anwendung gelangt. Keinesfalls sollte man jedoch eine zu hohe Dosierung einsetzen, um den Behandlungszeitraum abzukürzen, denn ein Zuviel kann der Gesundheit schaden.

Teebaumöl hilft bei allen Infektionen

Dank seiner antibakteriellen, antiviralen und antimykotischen Eigenschaften hat sich Teebaumöl bei der Bekämpfung von Infektionen aller Art besonders bewährt. Es lindert die Symptome, stärkt das Immunsystem, fördert den Heilungsprozess und wirkt direkt auf die Krankheitserreger. Ganz besonders deutlich wird diese Mehrfachwirkung bei Erkältungskrankheiten, denn die Einnahme von Teebaumöl (z. B. durch Inhalation) fördert das Schwitzen, wodurch nicht nur die körpereigenen Abwehrkräfte aktiviert, sondern auch die Krankheitserreger aus dem Körper ausgeschieden werden. Auf diese Weise wird der Krankheitsverlauf in seiner Gesamtheit positiv beeinflusst. Und schließlich wirkt Teebaumöl auch stark schleimlösend, was eine erhebliche Milderung der körperlichen Beschwerden zur Folge hat.

Als Universalmittel lässt Teebaumöl sich ganz unterschiedlich einsetzen. Ob in kleinen Mengen pur oder vermischt mit Wasser, Milch, Alkohol oder Pflanzenöl – Teebaumöl wirkt praktisch immer.

Mit Teebaumöl Krankheiten vermeiden

Behandlungen mit Teebaumöl eignen sich in idealer Weise zur Vorbeugung von Krankheiten, da sie die körpereigenen Abwehrkräfte stabilisieren und stärken – besonders dann, wenn die Anwendungen über einen längeren Zeitraum hinweg erfolgen. Wenn unser Immunsystem intakt ist, haben Bakterien, Viren und Pilze keine Chance, unseren Organismus in irgendeiner Weise zu schädigen. Vor operativen Eingriffen sowie bei chronischen Krankheiten und sich lange hinziehenden Re-

Aufgrund seiner ätherischen Merkmale eignet sich Teebaumöl hervorragend als Badezusatz. Auch in der Aromatherapie stellt es seine außerordentliche Heilkraft unter Beweis.

Anwendungen von Teebaumöl

Anwendungsart	Anteile von Teebaumöl
Bad	Einige Tropfen ins Badewasser geben
Spülung	Einige Tropfen in einen Becher mit Wasser geben
Kompresse	Auf ein nasses Tuch tropfen
Massage	Mit Pflanzenöl vermischt einreiben
Creme	Der Pflegecreme beimischen
Lotion	Einige Tropfen in destilliertes Wasser geben
Haarshampoo	Dem Shampoo beimischen
Haarwasser	Einige Tropfen in Alkohol geben
Mundspülung	Einige Tropfen in ein Glas Wasser geben
Inhalation	Einige Tropfen in eine Schüssel mit dampfendem Wasser geben
Direkte Anwendung	Mit Finger oder Wattebausch auf die betroffene Stelle auftragen
Aromatherapie	Einige Tropfen in eine Aromalampe oder ein Wasserschälchen geben

konvaleszenzen kann Teebaumöl als Stärkungsmittel für den gesamten Körper wertvolle Dienste leisten. Aufgrund der genannten positiven Eigenschaften des Teebaumöls empfiehlt es sich – wenigstens bei harmloseren Infektionen –, vor dem Einsatz künstlich hergestellter Medikamente wie etwa Antibiotika erst zu versuchen, ob eine Teebaumöltherapie helfen kann.

Vorsicht! Teebaumöl hat einen besonders niedrigen Flammpunkt: ca. 58 °C. Wenn ein mit Teebaumöl getränkter Lappen der Sonne direkt ausgesetzt ist, kann es zu einer Selbstentflammung kommen.

Direkte und indirekte Anwendung

Bei der äußerlichen Anwendung des Teebaumöls wird unterschieden zwischen direkter und indirekter Anwendung. Letztere eignet sich besonders gut für sämtliche mittel- bis langfristigen Therapien, die den gesamten Organismus betreffen, wohingegen die direkte Anwendung bei allen akuten Erkrankungen der Haut angezeigt ist.

Die direkte Anwendung

Teebaumöl sollte bei Schmerzen, Verletzungen, Hautproblemen sowie Insektenstichen direkt eingesetzt werden, indem man es auf die betroffene Stelle der Haut aufträgt. Dabei gibt man einige Tropfen Teebaumöl auf einen Wattebausch oder auch auf die Fingerspitzen und massiert das Öl sachte in die Haut ein. Damit lässt sich eine dreifache Wirkung erreichen: Zum einen wird der Schmerz gedämpft, zum anderen die Wunde desinfiziert, und schließlich wird durch diese Behandlung der Heilungsprozess beschleunigt.

Die indirekte Anwendung

Da Teebaumöl direkt in die Haut eindringt, ist praktisch jede indirekte Anwendungsform von Teebaumöl und -mischungen hilfreich. Dabei spielt es keine Rolle, ob Sie das Öl für pflegende Cremes, Umschläge und Kompressen oder für Inhalationen, Spülungen, Massagen und Bäder verwenden.

Bäder mit Teebaumöl

Weil das Teebaumöl seine heilenden Kräfte besonders effektiv in den Atmungsorganen sowie auf der Haut entfaltet, sind Bäder, Massagen, Inhalationen, Kompressen und Spülungen hervorragende Anwendungsmöglichkeiten.

▶ **Vollbad:** Vollbäder helfen bei Muskel- und rheumatischen Schmerzen sowie bei Atemwegsbeschwerden. Sie wirken heilend auf Hautausschläge und Ekzeme, mildern allgemeine Befindlichkeitsstörungen und fördern generell die Entspannung durch ihre ausgleichende und belebende Wirkung. Zusätzlich stärken Sie die körpereigenen Abwehrkräfte.

Anwendung: *Geben Sie 8 bis 10 Tropfen reines Teebaumöl in das warme Badewasser, und bleiben Sie mindestens 10 Minuten lang entspannt darin liegen.*

▶ **Sitzbad:** Es lindert den Juckreiz bei Pilzerkrankungen im Genitalbereich und bei Hämorrhoiden. Zusätzlich wirkt es heilend bei Blasenentzündungen.

Anwendung: *Geben Sie 6 bis 8 Tropfen Teebaumöl in eine Sitzbadewanne mit warmem Wasser. Nehmen Sie ein Sitzbad von 5 bis 10 Minuten Dauer.*

▶ **Hand- und Fußbäder:** Sie wirken heilend auf Fußpilz und Nagelbettentzündungen. Außerdem desodorieren sie Schweißfüße. Hierbei sollte die Anwendung regelmäßig und mindestens über einen Zeitraum von 3 bis 4 Wochen erfolgen.

Anwendung: *Geben Sie 6 bis 8 Tropfen Teebaumöl in eine Schüssel mit warmem, aber nicht heißem Wasser. Baden Sie Hände und Füße 5 bis 10 Minuten darin.*

Spülungen mit Teebaumöl

▶ **Mundspülung:** Hervorragende Dienste vermag Teebaumöl bei Zahnschmerzen, Geschwüren im Mund sowie bei Erkältungskrankheiten zu leisten. Die Mund-

Spülungen im Genitalbereich

Spülungen im Genitalbereich lindern den Juckreiz bei Pilzerkrankungen in dieser Körperregion. Außerdem sollen Spülungen bei Ausfluss hilfreich sein.

● **Anwendung:** *Geben Sie 4 bis 5 Tropfen Teebaumöl in ein Gefäß mit warmem Wasser (z. B. eine Kanne), und lassen Sie die Mischung langsam über den Genitalbereich rinnen.*

höhle wird desinfiziert, die Schmerzen werden gemildert, und der Heilungsprozess bei bereits entzündeten Stellen im Mund- und Gaumenbereich wird unterstützt. Darüber hinaus machen regelmäßig vorgenommene Mundspülungen mit Teebaumöl Schluss mit Mundgeruch und sorgen für einen gesunden und frischen Atem. Allerdings ist dabei zu beachten, dass die Teebaumöl-Wasser-Emulsion nach dem Spülen auf keinen Fall heruntergeschluckt werden darf.

Anwendung: *Bei einer Mundspülung mit Teebaumöl gehen Sie folgendermaßen vor: Sie geben 5 bis 10 Tropfen Teebaumöl in ein Gefäß mit warmem Wasser und rühren die Mischung mehrmals und gründlich durch. Gurgeln Sie 3 bis 5 Minuten lang, oder spülen Sie den Mund mehrere Male damit aus.*

Im Mundbereich hat sich die desinfizierende Wirkung von Teebaumöl besonders bewährt: nicht nur bei akuten Entzündungen, sondern auch als Prophylaxe gegen Karies und Mundfäulnis.

Inhalationen mit Teebaumöl

Inhalationen mit Teebaumöl sind nicht nur als Dampfbäder bei Hautbeschwerden hilfreich, sie eignen sich auch hervorragend zur Linderung von Beschwerden, wenn man unter Asthma leidet oder die Atemwege erkrankt sind. Ganz allgemein wirken Inhalationen wohltuend auf Körper, Seele und Geist. Und so inhalieren Sie richtig:

Anwendung: *Geben Sie etwa 10 Tropfen Teebaumöl in eine Schüssel mit kochend heißem Wasser. Dann bedecken Sie Kopf und Schüssel mit einem Handtuch und atmen 10 Minuten lang die Dämpfe ein. Halten Sie dabei die Augen geschlossen, da Teebaumöl die Augen reizt.*

Wenn Sie sich mit natürlichen Therapiemethoden befassen, dann bedenken Sie: Es ist überaus wichtig, vom Heilerfolg überzeugt zu sein! Dies betrifft auch die Behandlung mit Teebaumöl.

Kompressen mit Teebaumöl

Desinfizieren von Flüssigkeit absondernden Wunden – darin liegt die Hauptaufgabe von Kompressen, die aus einem sterilen, mehrmals zusammengelegten Stück Leinen oder Mull bestehen. Das Auflegen von Kompressen ist auch angezeigt bei Krampfadern und Entzündungen aller Art. Zu beachten ist, dass es von der Größe der erkrankten Hautstelle abhängt, ob man einen Wattebausch oder z. B. auch einen Waschlappen benützt.

Anwendung: *Die Kompresse wird in Wasser getaucht, ausgedrückt und mit 3 bis 5 Tropfen Teebaumöl beträufelt. Je nach Bedarf sollte das Wasser eiskalt (bei fast allen Entzündungen) oder heiß (etwa bei Furunkeln) sein. Die Kompresse sollte öfter gewendet werden.*

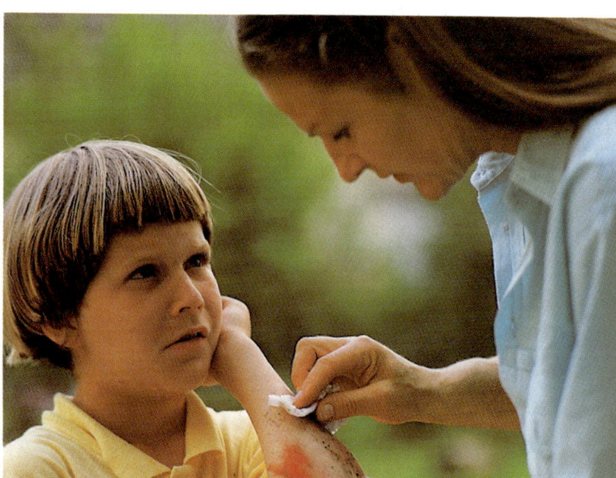

Erste Hilfe bei kleinen Wunden: Teebaumöl fördert den Heilungsprozess.

Teebaumöl hilft bei Abszessen und Furunkeln

Besonders bewährt haben sich Umschläge mit Teebaumöl bei Abszesstherapien, wo es desinfizierend und entzündungshemmend zugleich wirkt. Um Abszesse und Furunkel erfolgreich behandeln zu können, sollten Sie Folgendes beachten:

Anwendung 1: *Sie vermischen für den Umschlag ein wenig Heilerde vom Apotheker mit Wasser und geben dann einige Tropfen Teebaumöl dazu. Nun können Sie die Mischung auf die betroffene Stelle der Haut auftragen. Decken Sie sie danach mit einer Mullbinde ab.*

Anwendung 2: *Ist der Haarbalg entzündet – leidet man also unter einem Furunkel –, empfiehlt es sich, mit warmem Wasser (ungefähr 30 °C) und Teebaumöl getränkte Tücher für etwa 20 bis 30 Minuten aufzulegen. Beginnt der Umschlag kalt zu werden, so ist er erneut zu tränken. Sollten Sie keinen Umschlag machen wollen, dann können Sie auch 5 bis 8 Tropfen Teebaumöl auf einen Wattebausch geben; betupfen Sie die betroffene Hautstelle 2- bis 3-mal pro Tag damit.*

Sollte eine Behandlung mit Teebaumöl nicht die gewünschte Linderung oder Heilung bringen, ist ein Arztbesuch dringend ratsam!

Massagen mit Teebaumöl

Massagen sind hilfreich bei körperlichem und seelischem Unwohlsein. So steigern regelmäßige Massagen das Wohlbefinden des Körpers einerseits dadurch, dass sie für seine Entspannung sorgen. Zum anderen beleben sie die Muskeln, unterstützen den Blutstrom sowie den Lymphfluss, und überdies dehnen sie die verbindenden Gelenkgewebe.

Anwendung: *Stellen Sie Ihr eigenes Massageöl her. Dafür mischen Sie Teebaumöl mit reinem Pflanzenöl, z. B. Mandel- oder Avocadoöl. Es kommen auf 100 Milliliter Pflanzenöl rund 50 Tropfen Teebaumöl (7 bis 8 Trop-*

Auch in der Körperpflege ist Teebaumöl vielseitig einsetzbar. Es kann z. B. das Rasierwasser ersetzen.

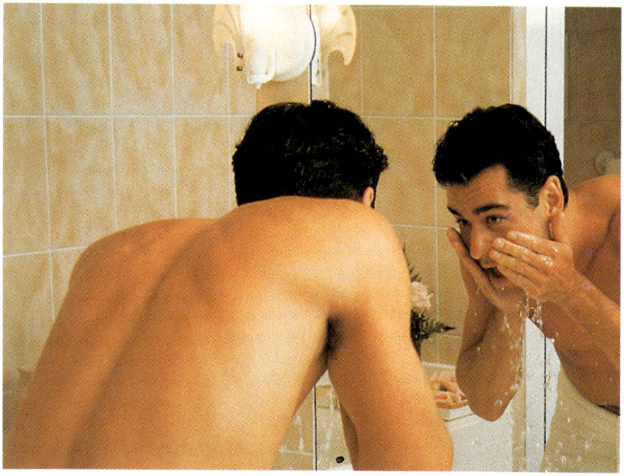

fen Teebaumöl auf 1 Esslöffel Pflanzenöl). Füllen Sie die Ölmischung in eine dunkle Flasche. Vor dem Gebrauch sollten Sie die Flasche immer gut schütteln, damit sich die Öle wieder mischen.

Besonders freundlich zu unserer Haut ist das Vitamin E. Als Biostoff mit einer herausragenden antioxidativen Wirkung wird es auch als Hautvitamin bezeichnet.

Teebaumöl zur Körperpflege

Ebenso wie das Öl der Melaleuca alternifolia (wie später noch genauer ausgeführt werden wird) zur Heilung von Hauterkrankungen herangezogen wird, so effektiv kann es auch für die tägliche Hautpflege genutzt werden. Bei folgenden Hautproblemen empfiehlt sich ein Einsatz des Teebaumöls ganz besonders:

- Bei schlecht durchbluteter Haut
- Bei Warzen
- Bei Neigung zu Herpesbläschen
- Bei Allergien, Akne und Pickeln
- Bei Abszessen und Furunkeln
- Bei genereller Überempfindlichkeit der Haut

Täglich ein paar Tropfen Teebaumöl

Sollten Sie unter einer der aufgeführten Beschwerden leiden, dann machen Sie es sich am besten zur Gewohnheit, Ihrer Körper- oder Gesichtscreme ein paar Tropfen Teebaumöl beizumischen. Sie können sich aber auch das Mischen sparen und industriell hergestellte Pflegeprodukte mit Teebaumöl verwenden.

Auch wenn Sie unter keinen besonderen Hautproblemen leiden, sollten Sie es einmal ausprobieren, Ihre Hautpflegemittel mit Teebaumöl anzureichern, denn dieses Naturmittel empfiehlt sich allgemein zur wirksamen Hautpflege. Und darüber hinaus unterstützt es die Jugendlichkeit Ihrer Haut: Weil Teebaumöl so tief in die Haut eindringt, kann es die Hautzellen mit Sauerstoff anreichern; überdies unterstützt es die Regeneration der stark beanspruchten Haut. So kann Teebaumöl Schädigungen der Haut durch Umwelteinflüsse oder Sonneneinwirkung mildern und sogar den Alterungsprozess der Haut verlangsamen.

Auch andere ätherische Öle eignen sich als Zusatz zu Hautpflegemitteln: Rosenöl bei fettiger, Kamillen- oder Lavendelöl bei empfindlicher Haut.

Anwendung: *Geben Sie einige Tropfen in den Cremetiegel bzw. in vorher abgeschöpfte kleinere Portionen, und rühren Sie die Mischung behutsam mit einem sauberen, am besten in kochendes Wasser getauchten Löffel oder mit einem (Holz-)Stab um.*

Eingeschränkte Haltbarkeit

Wenn Sie Ihre Pflegecreme bzw. -lotion mit Teebaumöl anreichern, sollte sie möglichst schnell aufgebraucht werden. Obwohl Teebaumöl eine keimtötende Wirkung hat, können durch das Mischen doch einige Keime in die Hautcreme gelangen, dass ihre Haltbarkeit unter Umständen eingeschränkt wird.

Schonende Haarpflege mit Teebaumöl

Auch bei allen Haarproblemen hat sich Teebaumöl bestens bewährt. Es wirkt gegen Schuppen und Entzündungen der Kopfhaut. Außerdem glättet es das Haar und normalisiert die Talgproduktion. Schließlich wird durch die regelmäßige Anwendung von Teebaumöl das Haar insgesamt gesünder und kräftiger, und auch die Frisur bekommt einen besseren Halt. Ob Sie sich für ein Teebaumölprodukt aus der Kosmetikindustrie entscheiden oder ob Sie Ihrem gewohnten Haarshampoo oder Ihrer Spülung reines Teebaumöl beigeben, spielt dabei keine Rolle.

Wegen der begrenzten Haltbarkeit von selbst gemischten Pflegeprodukten bietet es sich an, nicht gleich die ganze Creme, sondern stattdessen kleinere Portionen mit Teebaumöl zu mischen.

Anwendung: *Mischen Sie ein pH-neutrales Shampoo mit Teebaumöl. Das Verhältnis sollte 100 Milliliter Haarwaschmittel zu 60 Tropfen Teebaumöl betragen. Schütteln Sie die Flasche vor Gebrauch, damit sich die Substanzen mischen.*

Eine umfassende Hygiene ist wichtig

In allen Bereichen, in denen besondere Hygiene erforderlich ist, sollte Teebaumöl nicht fehlen. Gewöhnen Sie sich an, zur täglichen Körperpflege teebaumölhaltige Produkte wie Teebaumölseife, -duschgel, -deodorant oder Teebaumöl als Badezusatz zu benutzen.

Neben den speziellen teebaumölhaltigen Hautcremes für Körper, Gesicht und Hände gibt es noch eine ganze Reihe von anderen pflegenden Teebaumölprodukten, die von der Kosmetikindustrie hergestellt werden: Sie decken nahezu den täglichen Bedarf für die unterschiedlichsten Bedürfnisse ab. Die auf der gegenüberliegenden Seite aufgeführten Produkte können Sie mittlerweile in vielen Apotheken, Drogerien, Reformhäusern und Naturkostläden kaufen.

Sidelineprodukte mit Teebaumöl

Produkt	Anwendungsbereich
Antiseptische Cremes und Salben	Speziell für Hautentzündungen sowie bei Pilzerkrankungen
Pflegeprodukte für jeden Hauttyp	Allgemeine Hautpflege und Behandlung von Hautproblemen
Lippenbalsam	Bei trockenen Lippen und rissigen Mundwinkeln
Shampoo, Haarspülung, Festiger für jeden Haartyp	Zur Regulierung der Talgproduktion; für Festigkeit und Glanz der Haare
Spezielle Handcremes	Für strapazierte Hände
Fußcremes	Gegen Fußschweiß und -pilz
Duschgels und Badezusätze	Zur schonenden Körperreinigung
Seifen aller Art	Zur Desinfektion und gründlichen Reinigung
Deodorantsprays	Gegen Körpergeruch sowie zur Schweißregulierung
Zahncremes	Zur Stabilisierung der Mundflora; gegen Mundgeruch
Mundwasser	Gegen Mundgeruch
Sonnencremes und After-Sun-Lotionen	Zum Schutz und zur Pflege der Haut bei intensiver Sonnenbestrahlung
Teebaumölprodukte für die Tierpflege	Zur Fellwäsche; gegen Parasitenbefall
Antibakterielle Haushaltsreiniger	Für die keimtötende Reinigung im Haushalt

Das im Handel erhältliche Teebaummassageöl ist ziemlich kostspielig. Es ist daher ratsam, teebaumölhaltiges Massageöl selbst herzustellen, das durchblutungsfördernd und heilend wirkt.

Aromatherapie mit Teebaumöl

Dass der Geruch von Teebaumöl für manche Nase ein wenig gewöhnungsbedürftig ist, wurde bereits erwähnt – es lässt sich nicht bestreiten, dass sein Duft, vergleicht man ihn mit dem des Lavendel- oder auch des Rosenöls, nicht unbedingt zu seinen besonders herausragenden Eigenschaften zählt. Dennoch eignet sich Teebaumöl vor allem wegen seiner ausgeprägten Heilkraft im medizinischen Bereich in hohem Maß für die Aromatherapie. Das Öl der Melaleuca alternifolia beinhaltet so genannte flüchtige Düfte, die bei der Verdunstung ausgesprochen gut zur Wirkung gelangen.

Schon seit jeher haben die Menschen Düfte geschätzt: Duftkerzen bzw. Räucherstäbchen gehören in vielen Religionen zum Zeremoniell – so auch der Weihrauch in der katholischen Kirche.

Erkältungen mit Aromatherapie lindern

Seiner ausgeprägten Vielseitigkeit im medizinischen Bereich entsprechend ist die Entfaltung der Duftstoffe des Teebaumöls bei sämtlichen Erkältungssymptomen hilfreich. Sehr wertvolle Dienste leistet das Teebaumöl nicht zuletzt bei einer verstopften Nase sowie bei starkem (Reiz-)Husten. Zu diesen positiven Eigenschaften des Teebaumöls gesellt sich noch eine weitere: Da es auch in der Luft gegen Bakterien und Viren wirkt, empfiehlt sich eine Aromatherapie mit Teebaumöl zur allgemeinen Desinfektion im Haushalt.

Teebaumöl wirkt wohltuend auf die Seele

Wer kennt das nicht: Schon morgens beim Aufstehen hat man das Gefühl, heute nichts so recht zustande bringen zu können – man fühlt sich lustlos, niedergeschlagen und antriebsarm. Auch in solchen Fällen – also bei seelischen Verstimmungen und Depressionen – wird dem Teebaumöl von vielen Heilkundigen eine heilsame Wirkung zugesprochen. So sollen das logische Denken und das zielgerichtete Handeln durch eine regelmäßige Anwendung des ätherischen Öls unterstützt werden. Es empfiehlt sich in jedem Fall, seine eigenen Erfahrungen hinsichtlich der Wirkungen des Teebaumöls auf die Seele zu machen: Probieren Sie z. B. einfach aus, ob Ihnen die Aromatherapie mit Teebaumöl nach stundenlanger und anstrengender Schreibtischarbeit nicht vielleicht einen Energieschub gibt!

Positive Erfahrungen mit Teebaumöl wurden von vielen Menschen auch bei Konzentrationsschwäche, Entscheidungsunlust und chronischer Müdigkeit gemacht. Andererseits kann – was paradox erscheinen mag – das Öl der Melaleuca alternifolia bei anhaltender Schlaflosigkeit dem Menschen hilfreich sein.

Nicht nur auf physische Beschwerden übt Teebaumöl einen positiven Einfluss aus – es wirkt auch auf die Seele harmonisierend. Darum können sogar scheinbar gegensätzliche Symptome mit Teebaumöl kuriert werden.

Mit Teebaumöl die Wohnqualität steigern

Zu dem vielfältigen Nutzen, den man aus der Teebaumöltherapie ziehen kann, gehört auch eine Steigerung des Wohlbefindens in den eigenen vier Wänden. Denn das Aroma von Teebaumöl verleiht der Raumluft einen frischen, angenehmen Duft. Dass es sich auch bestens zur Desinfektion von Krankenzimmern eignet, versteht sich aufgrund seiner keimtötenden Kraft von selbst. Insbesondere dann, wenn der Patient an einer ansteckenden Krankheit leidet, sollte zum Inventar des Krankenzimmers eine Duftlampe oder eine Schale heißes Wasser mit einigen Tropfen Teebaumöl gehören.

Mixturen mit anderen Aromaölen

Teebaumöl harmoniert gut mit Rosen- und Lavendelöl. Um den etwas strengen Geruch des Teebaumöls zu mildern, bietet es sich daher an, Mischungen vorzunehmen, wobei das Verhältnis 1:1 betragen sollte.

Heilen, pflegen und entspannen mit der Aromatherapie

Ein uralter, doch erst im 20. Jahrhundert wieder entdeckter Zweig der Naturheilkunde ist die Aromatherapie. Was in frühesten Zeiten vielfach religiöse Bedeutung hatte, ist heutzutage in seinen gesundheitlichen Wirkungen auf Körper und Geist kaum noch umstritten. Nicht zuletzt wegen ihrer entspannenden Wirkung wird die Aromatherapie heute von vielen Menschen geschätzt.

Zur Geschichte des Dufts

Aromatische Essenzen wurden bereits vor mehr als 4000 Jahren in China zu Heilzwecken eingesetzt. Den Begriff »Aromatherapie« prägte Ende der dreißiger Jahre des 20. Jahrhunderts der französische Chemiker René-Maurice Gattefossé, der die Heilkraft der ätherischen Öle für die moderne Medizin wieder entdeckte. Im Ersten Weltkrieg behandelte er die Verwundeten in den Lazaretten mit ätherischen Ölen: Sie verhinderten Wundbrand, förderten den Heilungsprozess von Wunden, senkten Fieber und linderten Schmerzen. Und das Wichtigste: Sie stärkten den Lebenswillen der Kranken und trugen auf diese Weise zusätzlich zur Heilung bei. Schon bald geriet die Aromatherapie jedoch wieder in Vergessenheit. Erst mit der allgemeinen Rückbesinnung auf natürliche Behandlungsmethoden wurde auch den ätherischen Ölen wieder verstärkt Beachtung geschenkt. Inzwischen würdigen nicht nur Heilpraktiker, sondern auch Schulmediziner die Aromatherapie als sanfte, ganzheitliche Naturheilmethode, die bei körperlichen Beschwerden als auch bei seelischen Verstimmungen hilfreich sein kann.

Wirkung der Aromatherapie

Der Aromatherapie liegt die ganzheitliche Sicht des Menschen zugrunde. Danach ist der Einklang von Körper, Geist und Seele die Grundvoraussetzung für Gesundheit und Wohlgefühl. Immer mit dem Ziel, die Selbstheilungskräfte anzuregen, werden die ätherischen Öle ebenso zur Steigerung des allgemeinen Wohlbefindens und zur Entspannung wie zur Vorbeugung, zur Linderung und Heilung von bestimmten Krankheiten eingesetzt.

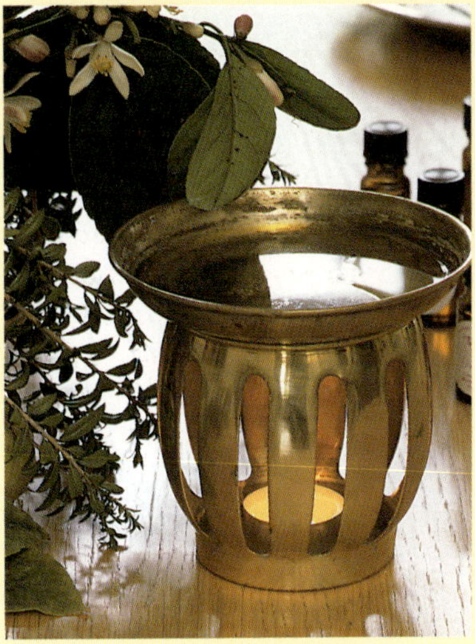

Eine Duftlampe und ein paar passende Düfte gehören in jedes Heim.

Doch kann die Aromatherapie in der Regel nur ergänzend zu medizinischen, physikalischen oder psychologischen Therapieformen herangezogen werden.

Wissenswertes über ätherische Öle

Heute werden überall auf der Welt die ätherischen Öle aus einheimischen Pflanzen gewonnen. Meistens durch Wasserdampfdestillation wird das jeweilige Öl aus Blüten, Stängeln und Blättern zu hochwertigen Ölkonzentraten verarbeitet, die später mit Wasser verdünnt oder als Zusatz von Sidelineprodukten zur Anwendung kommen. Mittlerweile werden einige ätherische Öle auch chemisch hergestellt. Doch können sie nur in den seltensten Fällen mit den natürlichen ätherischen Ölen konkurrieren: Letztere haben häufig ein breiteres Wirkungsspektrum, und auch die einzelnen Duftnoten sind wesentlich ausgeprägter als die der künstlich hergestellten Öle. Für den Laien ist es allerdings schwierig, einen künstlichen Duft von einem natürlichen zu unterscheiden.

Ein Duft für jede Stimmung

So vielfältig die Pflanzenwelt der Erde ist, so unterschiedlich ist die Zusammensetzung der Inhaltsstoffe der verschiedenen Aromaöle. Dementsprechend hat jedes ätherische Öl nicht nur seinen ganz eigenen, unverwechselbaren Duft, sondern auch eine sehr spezifische Wirkung. Die Anwendung der Aromatherapie setzt also gute Kenntnisse über die verschiedenen Eigenschaften der ätherischen Öle voraus. Außerdem ist es wichtig, die persönlichen Vorlieben in Bezug auf die Düfte zu berücksichtigen: Je ansprechender der Duft, desto wahrscheinlicher ist es, dass das Öl am besten zur augenblicklichen Verfassung passt.

Teebaumöl zur Säuglingspflege

Wegen seiner guten Verträglichkeit, seiner keimtötenden Eigenschaften und seiner sanft pflegenden und hautschützenden Wirkung hat sich Teebaumöl auch als hervorragendes Mittel zur Pflege der empfindlichen Babyhaut bewährt. Beachten Sie dabei jedoch die im Folgenden aufgelisteten Vorsichtsmaßnahmen.

Bewahren Sie Teebaumöl an einem für Kinder unerreichbaren Ort auf. Wird Teebaumöl in unverdünnter Form getrunken, kann es zu Störungen im gesamten Magen-Darm-Bereich kommen.

Vorsichtsmaßnahmen bei der Säuglingspflege

- Wenden Sie niemals reines Teebaumöl für die Körperpflege bzw. für medizinische Behandlungen Ihres Säuglings an.
- Ebenso ist davon abzuraten, unverdünntes Teebaumöl im Windelbereich oder bei offenen Wunden einzusetzen.
- Wenn keine speziellen Angaben zur Behandlung von Säuglingen vorliegen, gilt für die Anwendung von verdünntem Teebaumöl: Reduzieren Sie für die Babypflege die Dosierungsangaben für Erwachsene immer etwa um die Hälfte.
- Wie bei Erwachsenen darf Teebaumöl auf keinen Fall in Kontakt mit den Augen kommen. Spülen Sie die Augen sofort vorsichtig mit kaltem Wasser aus, sollte doch einmal etwas schief gegangen sein.
- Vor der Anwendung von Teebaumöl bei Hautirritationen, -ausschlägen und Milchschorf sollten Sie zunächst vom Kinderarzt die Ursachen abklären lassen. Hautreaktionen können Hinweise auf ernsthafte Erkrankungen sein.
- Stillende Mütter, die schmerzende, trockene oder rissige Brüste mit Teebaumöl behandeln wollen, sollten – zum Schutz des Babys – niemals unverdünntes Teebaumöl auftragen.

Teebaumöl gegen Milchschorf ...

Bei Milchschorf und Windelausschlag ist Teebaumöl besonders hilfreich und wird daher inzwischen immer mehr auch von Kinderärzten zur sanften Therapie empfohlen. Bei der Behandlung dieser Erkrankungen mit Teebaumöl sollte man allerdings die Anwendungen sehr vorsichtig durchführen und die Dosierungsvorschriften genau beachten. Was Milchschorf betrifft, so gibt es keinerlei Bedenken gegen den Einsatz von Teebaumöl – vorausgesetzt, die Ursachen der Erkrankung sind harmloser Natur.

Anwendung: *Erwärmen Sie 5 Tropfen reines Teebaumöl mit 1 Teelöffel Avocado-, Mandel- oder Olivenöl im Wasserbad. Dann massieren Sie die Mischung behutsam in die Kopfhaut des Babys ein. Lassen Sie sie dann 5 bis 10 Minuten lang einwirken, und waschen Sie sie anschließend mit Babyshampoo aus. Diese Anwendung sollte anfangs täglich erfolgen, später muss sie nur noch alle 3 bis 4 Tage wiederholt werden.*

Babys und Kinder sind keine kleinen Erwachsenen! Deshalb sollten grundsätzlich nur Mittel angewendet werden, die speziell auf die körperliche Entwicklung des Kindes abgestimmt sind.

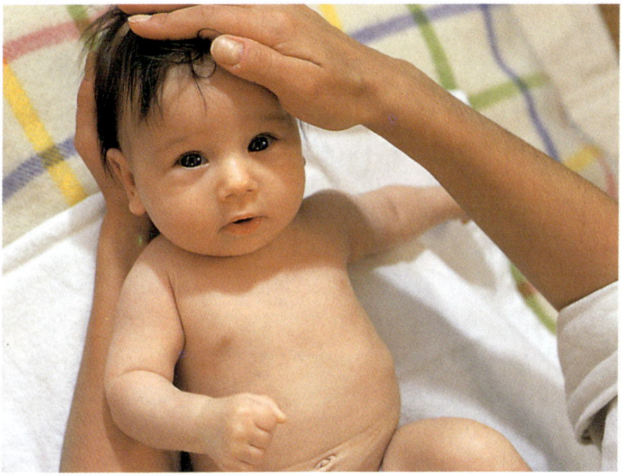

Babypflege mit Teebaumöl: Besonders bei Säuglingen sollte man auf Naturprodukte zurückgreifen.

... und Windelausschlag

Dass Babys unter Windelausschlag leiden, ist leider recht häufig der Fall. Die Ursachen liegen meist in der im Urin vorhandenen Säure, doch kann auch eine Soorinfektion die Erkrankung hervorrufen.

Anwendung: *Wenn Sie den Windelausschlag Ihres Kindes mit Teebaumöl therapieren wollen, dann beachten Sie bitte folgende Hinweise. Im Fall einer Behandlung auf Cremebasis mischen Sie die Babycreme mit reinem Teebaumöl, wobei das Mischungsverhältnis 1 Tropfen reines Teebaumöl auf 1 Teelöffel Creme sein sollte. Diese Creme tragen Sie dann bei jedem Wechseln der Windeln auf. Eine weitere Möglichkeit ist das Vollbad mit Teebaumöl. Setzen Sie dem Badewasser regelmäßig eine Mischung von Olivenöl (bzw. einem anderen pflanzlichen Öl) und reinem Teebaumöl zu.*

Wenn Ihr Kind unter Windelausschlag leidet, halten Sie die Haut Ihres Babys so trocken wie möglich! Wechseln Sie die Windeln häufig, und tragen Sie eine wasserabstoßende, beruhigende Creme auf.

Ein gesundes Kinderzimmer mit Teebaumöl

Natürlich kann es nicht darum gehen, für Ihr Kind einen vollkommen sterilen Raum zu schaffen, in dem es sich ganz gewiss nicht wohl fühlen würde. Dennoch ist es sinnvoll, wenn Sie hin und wieder Teebaumöl im Kinderzimmer verdunsten lassen, vor allem dann, wenn Ihr Kind an einer Erkältungskrankheit leidet. Und diese Maßnahme erscheint auch nicht zuletzt deshalb sinnvoll, weil Teebaumöl lästige Insekten vertreibt.

Anwendung: *Stellen Sie eine Duftlampe, einen Luftbefeuchter oder einfach eine Schale mit dampfend heißem Wasser in das Kinderzimmer, nachdem Sie 10 Tropfen Teebaumöl in das Gefäß gegeben haben. Diese aromatherapeutische Maßnahme sorgt für die Desinfektion des Zimmers, ein angenehmes Raumklima und wirkt sich bei Erkältungskrankheiten positiv aus.*

Natürliche Haus- und Gartenpflege

Auch wenn man sich noch so sehr um Sauberkeit bemüht: Kein Haushalt bleibt von Viren und Bakterien ganz verschont. Glücklicherweise besitzen wir normalerweise genügend Abwehrkräfte, um vor den Angriffen dieser Kleinstlebewesen geschützt zu sein. Sich in zwanghafter Weise um einen keimfreien Haushalt zu sorgen, ist also schon allein deshalb nicht notwendig. Komplikationen treten nur dann auf, wenn Empfindlichkeiten und Allergien vorliegen, und das ist in unserer Zeit leider häufig der Fall: Allergische Reaktionen auf Tierhaare, Hausstaubmilben, Bestandteile von Kleidung und Schmuck, auf Teppiche, Putzmittel, Farben und Lacke haben in den letzten Jahren zugenommen.

Heute werden immer häufiger Putzmittel bevorzugt, die biologisch abbaubar sind und damit nicht zur weiteren Zerstörung unserer Umwelt beitragen.

Anfälligkeit gegenüber Infektionen steigt

Hinzu kommt, dass die Anfälligkeit gegen Pilze und Bakterien angestiegen ist: Weil unser Immunsystem durch falsche Ernährung, Stress und diverse Schadstoffe wesentlich stärker belastet ist, als das in früheren Zeiten der Fall war, leiden viele Menschen an einer Schwäche ihres Abwehrsystems und infizieren sich daher überdurchschnittlich oft mit Krankheitserregern. Schon allein deshalb empfiehlt es sich, auf die desinfizierende Wirkung des Teebaumöls nicht zu verzichten.

Teebaumöl im Taschentuch für unterwegs

Eine bequeme Variante der Inhalation für unterwegs ist ein Taschentuch, das mit einigen Tropfen reinem Teebaumöl beträufelt wird. Abgesehen davon, dass Sie bei Erkältungen und Husten überall die Möglichkeit haben, zu inhalieren, können Sie sich damit vor mit Mikroorganismen verseuchten Räumen schützen.

Die Alternative zu scharfen Reinigern

Teebaumöl bietet wertvolle Unterstützung bei der Sauberhaltung von Problemzonen wie Küche, Bad und WC, ohne das Material anzugreifen wie manche synthetisch hergestellten Reinigungsmittel.

Teebaumölhaltige Reinigungsmittel eignen sich für den Einsatz im gesamten Haushalt. Mit seinen antiseptischen und pilzabtötenden Eigenschaften ist das Teebaumöl eine ebenso effiziente wie natürliche Alternative zu scharfen Reinigungsmitteln. Gerade dann, wenn der Kontakt mit chemischen Reinigern Allergien auslöst, ist der Einsatz von Teebaumöl ratsam: Zum einen schont es die Haut und ist umweltfreundlich, zum anderen räumt es gründlich mit allen Bakterien auf.

Da das Öl der Melaleuca alternifolia auch ein bewährtes Mittel gegen Insekten darstellt, sind Duftlampen mit Teebaumöl auf dem Balkon und auf der Terrasse sehr zu empfehlen. Und was die Gartenarbeit angeht: Reiben Sie sich Arme und Beine mit Teebaumöl ein, und Sie werden fortan von Bienenstichen und Ameisenbissen verschont bleiben. Darüber hinaus hat sich auch die Behandlung von Pflanzen mit Teebaumöl im Kampf gegen Ungeziefer als hilfreich erwiesen.

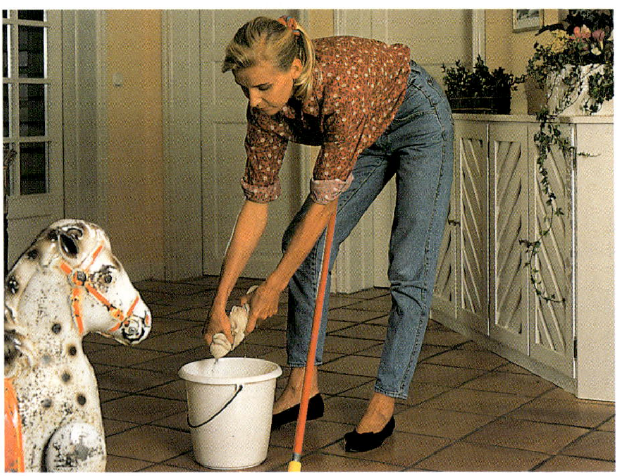

Seine desinfizierende Wirkung macht Teebaumöl zum idealen, umweltschonenden Haushaltsreiniger.

Teebaumöl im Haushalt – die besten Tipps

Waschmittelzusätze: Zur Desinfektion von Kleidungsstücken und Unterwäsche, Bettwäsche, Handtüchern, Windeln usw. eignet sich der Einsatz von Teebaumöl. Überdies können auf diese Weise Hausstaubmilben beseitigt werden, die manchmal allergische Reaktionen auslösen.
Für die Handwäsche sollten Sie 20 Tropfen unverdünntes Teebaumöl für etwa 100 Milliliter flüssiges Feinwaschmittel verwenden. Fügen Sie noch 3 Tropfen Zitronen- und 5 Tropfen Lavendelöl hinzu.
Bei der Maschinenwäsche fügen Sie ebenfalls 100 Milliliter flüssigem Waschmittel 20 Tropfen Teebaumöl hinzu.
Teppich- und Polsterreiniger: Nehmen Sie einen Eimer und mischen Sie darin 250 Milliliter destilliertes Wasser, 3 Esslöffel Silberseife, 90 Milliliter Weingeist und 10 Tropfen reines Teebaumöl. Dann rühren Sie das Gemisch – am einfachsten mit einem elektrischen Mixer – schaumig. Nun tragen Sie den Schaum möglichst sofort mit einem feuchten Schwamm auf den gesaugten Teppich oder das gereinigte Polster auf. Anschließend sollten Sie ihn gut einwirken lassen.
Sobald Teppiche und Polster getrocknet sind, können Sie die Flächen mit dem Staubsauger absaugen.
Haushaltsreiniger: Geben Sie dem Wischwasser für Böden sowie alle anderen Flächen reines Teebaumöl bei: Für 500 Milliliter warmes Wasser brauchen Sie ungefähr 30 Tropfen Teebaumöl. Rühren Sie das Putzwasser mit einem Löffel bzw. einem Holzstab gut durch, bevor Sie den Lappen darin eintauchen.
Luftreiniger: Geben Sie ein paar Tropfen Teebaumöl in den Luftbefeuchter oder in die Duftlampe, und stellen Sie dann das Gefäß in den jeweiligen Raum.

Das Putzen mit Teebaumöl lässt die lästigen Gummihandschuhe zum Schutz der Hände endlich überflüssig werden – denn Teebaumöl schützt und pflegt die Haut selbst beim Putzen!

Teebaumöl im Garten – die besten Tipps

Zur Bekämpfung von Ameisen: Träufeln Sie überall dort, wo Sie Ameisenstraßen finden, großzügig Teebaumöl hin – die fleißigen, aber auch recht lästigen Tierchen hassen Teebaumöl. Sie können übrigens auch Schrankoberflächen mit Teebaumöl behandeln, da es keine Materialien – Holz und Kunststoff eingeschlossen – angreift.

Zum Schutz vor Insekten und Blutegeln befeuchteten die australischen Teebaumschnitter früher ihre Strümpfe mit Teebaumöl, wenn sie ihrer Arbeit in den westaustralischen Sümpfen nachgingen.

Zur Bekämpfung von Schnecken: Schnecken sind für jeden Gärtner eine Plage – Jahr für Jahr fallen diesen langsamen, dafür aber umso gefräßigeren Tieren große Mengen an Gemüse und Blumen zum Opfer. Legen Sie einen Ring aus Erde, Laub oder Katzenstreu um die gefährdeten Pflanzen, und begießen Sie diesen mit Teebaumöl. Dadurch werden Schnecken abgeschreckt, jedoch nicht getötet. Diesen Vorgang sollten Sie nach einigen Tagen wiederholen, da sich Teebaumöl mit der Zeit verflüchtigt.

Vorbeugung gegen Insektenstiche: Arme, Handgelenke, Beine und Füße sind bei der Gartenarbeit besonders bedroht von stechenden Insekten. Es empfiehlt sich daher, diese Körperstellen mit einigen Tropfen reinem Teebaumöl einzureiben. Zudem können Sie Ihre Kleidung mit dem ätherischen Öl behandeln. Nachts schützen Sie sich am besten vor Mücken und anderen Insekten, indem Sie ein paar Tropfen unverdünntes Teebaumöl direkt auf Ihr Kopfkissen geben.

Zum Schutz von Pflanzen: Bislang gibt es zwar nicht viele Berichte, denen zufolge sich Teebaumöl auch als Pflanzenschutzmittel empfiehlt. Doch hat sich das Öl offenbar auch in diesem Bereich bewährt. Vermischen Sie ca. 30 Tropfen Teebaumöl mit 500 Milliliter warmem Wasser, und besprühen Sie die Pflanzen damit.

Auch Tierärzte empfehlen Teebaumöl

In Australien und den USA ist es mittlerweile üblich, dass Tierhalter und auch Tierärzte Teebaumöl zur Pflege des Tiers anwenden, bevor sie zur Beseitigung von Flöhen, Zecken oder Läusen bzw. zur Behandlung von Insektenstichen synthetisch hergestellte Substanzen einsetzen. Doch haben auch Tierärzte in Europa schon seit geraumer Zeit die Heil- und Pflegewirkung des Teebaumöls für ihre Arbeit entdeckt. Besonders bei Hunden, Katzen und Pferden hat sich sowohl die medizinische als auch die pflegende Anwendung von Teebaumöl bewährt. Ebenso gut eignet sich Teebaumöl zur Fellpflege. Da das Gros der Tiere eine äußerst empfindliche Nase bzw. sensible Sinne besitzt, sollten Sie Teebaumöl in geringer Konzentration anwenden – es entfaltet trotzdem seine Heilkraft.

Wer die Krankheiten seines Haustiers selbst diagnostizieren und behandeln möchte, sollte Sachkenntnis und Erfahrung besitzen. Ansonsten ist der Besuch beim Tierarzt dringend ratsam!

Wann ist Fellpflege sinnvoll?

Um es gleich vorweg zu sagen: Die Natur hat es so eingerichtet, dass sich Tiere prinzipiell am besten selbst pflegen. Im Normalfall also brauchen Sie sich kaum um die Fellpflege Ihres Haustiers zu kümmern, im Gegenteil: Pflegt und badet man das Tierfell häufig, dann gefährdet man die Schutzfunktion der Haut. Allerdings gibt es Fälle, in denen der Tierhalter durchaus eingreifen sollte: etwa bei einer sehr starken Verschmutzung des Fells (mit der das Tier alleine nicht mehr fertig wird) oder dann, wenn das Fell durch Krankheit bzw. Ungeziefer Schaden genommen hat und das Tier einer besonders intensiven Pflege bedarf. Von solchen Ausnahmefällen abgesehen genügt es, einen Hund 1- bis 2-mal jährlich zu baden. Katzen oder Kleintiere wie Vögel und Hamster hingegen sollten niemals gebadet werden!

Richtige Tierpflege – die besten Tipps

Manche Tiere reagieren auf Flohbisse allergisch, es entstehen so genannte Flohekzeme. In diesem Fall sollte immer ein Tierarzt konsultiert werden!

Allgemeine Fellpflege: Mischen Sie ein paar Tropfen Teebaumöl mit einem Tiershampoo (ca. 5 Tropfen auf 2 Esslöffel Tiershampoo). Lassen Sie das Shampoo einige Minuten lang einwirken. Waschen Sie es dann mit warmem Wasser gründlich aus. Sie können das Fell Ihres Tieres auch zwischen den Waschungen mit einem Schwamm abreiben, auf den Sie vorher – entsprechend der Größe des Tieres – 10 bis 20 Tropfen unverdünntes Teebaumöl geträufelt haben. Ist diese Anwendung beendet, dann sollte das Fell ausgebürstet werden.

Anwendung bei Läusen und Flöhen: Wenn sich im Fell Flöhe oder Läuse eingenistet haben, ist es ratsam, 10 bis 20 Tropfen reines Teebaumöl auf das Fell zu träufeln und es gründlich zu verteilen. Führen Sie diese Behandlung so lange täglich durch, bis die Läuse- oder Flöheplage ein Ende genommen hat. Empfehlenswert sind auch zusätzliche Waschungen mit Teebaumölshampoo (1-mal pro Woche durchführen), da sie für eine Linderung des Juckreizes sorgen.

Behandlung von Verletzungen: Teebaumöl hilft bei der Behandlung von kleineren Verletzungen (Biss- und Schürfwunden, Kratzer). Sie beträufeln ein Tuch mit 3 bis 5 Tropfen reinen Teebaumöls, dann tupfen Sie die Wunde damit behutsam ab. Diese Teebaumölanwendung sollten Sie in den ersten 3 Tagen morgens und abends wiederholen.

Behandlung von Hautkrankheiten: Leidet Ihr Tier unter einer Hauterkrankung (beispielsweise Fadenpilzinfektionen, Dermatitis oder Fleckekzemen), dann sollten Sie es täglich mit Teebaumölshampoo und mit reinem, direkt auf die betroffene Stelle aufgetragenem Teebaumöl behandeln.

Wie man Kleintiere mit Teebaumöl pflegt

Die natürlichen Substanzen des Teebaumöls können auch für Kleintiere hilfreich sein. Sind Sie Besitzer eines sehr kleinen Tieres – etwa eines Hamsters, einer Maus oder eines Zwergkaninchens –, gilt zu beherzigen, dass unverdünntes Teebaumöl niemals direkt angewendet werden darf. Das Gleiche gilt auch für Vögel. Dagegen können Sie Kaninchen, Meerschweinchen und Hasen auch mit unverdünntem Teebaumöl behandeln, doch sollten Sie dabei die Dosierung gering halten!

Auch unsere geliebten Vierbeiner leiden manchmal unter Allergien. Tragen Sie 3- bis 4-mal pro Tag ein paar Tropfen unverdünntes Teebaumöl auf die betroffene Stelle auf – am besten mit einem Tuch.

Hygiene im Zusammenleben mit Vierbeinern

Normalerweise birgt das Zusammenleben mit Tieren keine Gefahren für die Menschen, sofern man einige Verhaltensmaßregeln beachtet, die eine umfangreiche Hygiene gewährleisten. Einzige Ausnahme: Wenn ein Familienmitglied unter einer Allergie leidet, die durch das Haustier ausgelöst wird – man denke nur an die recht häufige Katzenhaarallergie –, dann kann es sein, dass eine Trennung von dem vierbeinigen Hausgenossen unausweichlich wird. Unabhängig davon sollte jeder Tierhalter bestrebt sein, Verunreinigungen weitgehend zu vermeiden, was natürlich nicht immer einfach ist, denn man kann Hunden und Katzen kaum verbieten, dass sie Schmutz ins Haus tragen oder ihre Fellhaare verlieren. Immerhin können Anwendungen mit Teebaumöl helfen, einige Hygieneprobleme zu beseitigen. So empfiehlt es sich, bei Tiergeruch 5 Tropfen reines Teebaumöl in eine mit heißem Wasser gefüllte Aromalampe zu geben. Durch das Verdampfen wird der Geruch gebunden. Zur Desinfizierung können Sie verunreinigte Stellen im Haus, nach einer gründlichen Reinigung, mit einigen Tropfen Teebaumöl benetzen.

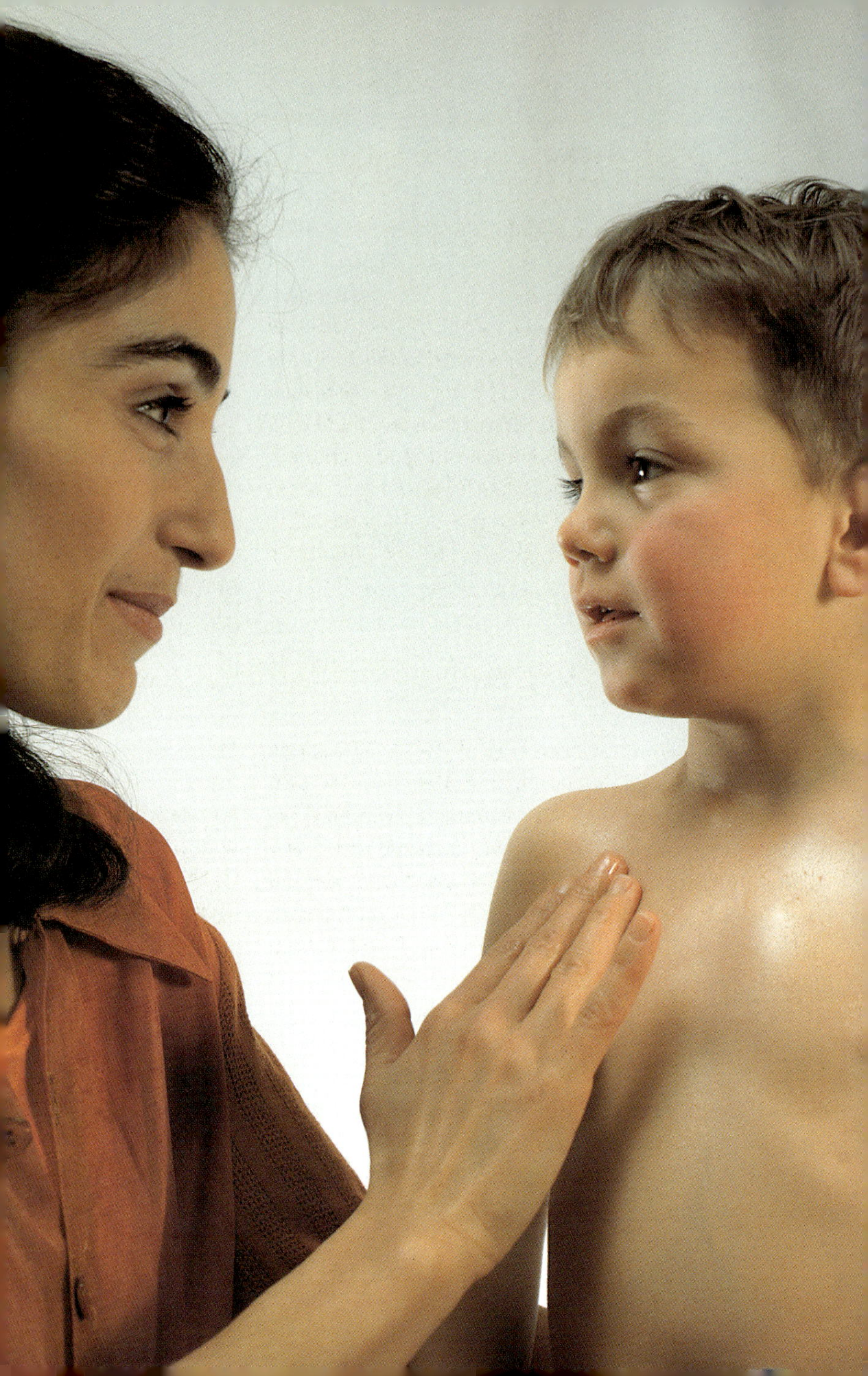

Kinderkrankheiten und Erkältungen

Nicht nur bei Windelausschlag und Milchschorf, auch bei der Behandlung von typischen Kinderkrankheiten wie Masern, Windpocken und Soor kann das Öl der Melaleuca alternifolia äußerst wertvolle Dienste leisten. Besonders effektiv ist Teebaumöl auch bei Erkältungskrankheiten: Abgesehen davon, dass es die Krankheitserreger direkt bekämpft und damit den Heilungsprozess begünstigt, wirkt es schleimlösend und stärkt darüber hinaus die Abwehrkräfte.

Hilfe für das kranke Kind

Seine therapeutische Vielseitigkeit stellt Teebaumöl auch bei Kindern eindrucksvoll unter Beweis. So verhilft es Ihrem Baby beispielsweise zu einem tiefen und gesunden Schlaf – stellen Sie einfach eine Schale oder eine Duftlampe mit kochend heißem Wasser, dem Sie ein paar Tropfen Teebaumöl beigegeben haben, in das Kinderzimmer. Dass und wie Sie Teebaumöl auch erfolgreich gegen Masern, Windpocken und Soor einsetzen können, erfahren Sie auf den nächsten Seiten.

Anstelle der Aromatherapie mit der Duftlampe können Sie bei Erkältungskrankheiten Ihres Kindes auch ein mit Teebaumöl getränktes Taschentuch unter das Kopfkissen legen.

Masern sind hochgradig ansteckend

Diese durch Viren verursachte Krankheit ist in der Regel für Kinder – im Gegensatz zu Erwachsenen – relativ harmlos. Masern beginnen meistens mit den Symptomen eines grippalen Infekts: Die Rachenschleimhaut ist entzündet, und es stellen sich häufig Schnupfen, hohes

Fieber und Husten ein. Auch die Augenbindehaut kann gereizt sein, und es treten oft kleine weißliche Flecken auf der Mundschleimhaut auf. Gleichzeitig breiten sich von den Ohren her die für Masern charakteristischen rosavioletten Flecken über den ganzen Körper aus.

Insgesamt dauert es etwa 14 Tage, bis die Symptome abgeklungen sind und der Ausschlag nach der Schuppenbildung verschwunden ist.

Um das bei Masern oft auftretende Fieber sanft zu senken, empfiehlt sich – ganz besonders bei Kindern – die Anwendung eines uralten, bewährten Heilmittels: des Wadenwickels (siehe Seite 87).

Teebaumöl gegen Masern

Mit Teebaumöl können Sie einer Masernerkrankung zwar weder vorbeugen noch sie heilen, aber damit können die Beschwerden gemildert und der Krankheitsverlauf abgekürzt werden. Regelmäßige Dampfbäder beruhigen den häufig auftretenden Hustenreiz, mildern Schleimhautreizungen und lindern Halsschmerzen.

Anwendung: *Geben Sie 5 Tropfen reines Teebaumöl in eine Schüssel mit heißem Wasser. Legen Sie dem Kind ein Handtuch über den Kopf, und lassen Sie es etwa 5 bis 10 Minuten inhalieren. Dabei sollte es die Augen immer geschlossen halten, da die Dämpfe sonst eine Augenreizung hervorrufen könnten. Hilfreich ist auch eine Mundspülung, dadurch beruhigen sich die entzündeten Mund- und Rachenschleimhäute.*

Was Sie bei Masern beachten sollten

Das Wichtigste bei einer Masernerkrankung ist absolute Bettruhe, und zwar so lange, bis die Krankheit vollständig auskuriert ist.

Außerdem sollten helles Licht (z. B. Neonlicht) sowie intensive Sonneneinstrahlungen möglichst gemieden werden, da die Augenbindehaut meist empfindlich auf Helligkeit reagiert.

Windpocken – lästig, aber harmlos

Ausgelöst werden Windpocken durch Viren – genauer gesagt durch so genannte Varizellenviren. Windpocken äußern sich durch einen juckenden Ausschlag der Haut, wobei überall am Körper rot umränderte Wasserbläschen entstehen. Besonders gefürchtet ist die Bläschenbildung im Gesicht, im Ohren- und Augenbereich. Manchmal wird die Krankheit von Fieber begleitet, das jedoch nach einigen Tagen wieder abklingt. Der Ausschlag selbst ist völlig harmlos und vergeht nach ungefähr zehn Tagen wieder. Doch durch das Kratzen des Kindes aufgrund des starken Juckreizes können die Bläschen aufplatzen, sich entzünden und später Narben hinterlassen. Bettruhe ist nur notwendig, wenn das Kind Fieber hat.

Wenn Ihr Kind unter Windpocken leidet, können Sie vor allem den Juckreiz mit einem Puder lindern. Regelmäßiges Pudern fördert auch das Austrocknen der Bläschen und beschleunigt den Abheilungsprozess.

Teebaumöl gegen Windpocken

Zwei Anwendungsweisen empfehlen sich bei Windpocken besonders: die Aromatherapie und das Vollbad. Eine Therapie mit dem ätherischen Öl fördert den Heilungsprozess und verringert die Ansteckungsgefahr für die Angehörigen. Sie brauchen nur eine Duftlampe oder ein Gefäß mit heißem Wasser, dem Sie einige Tropfen Teebaumöl beigefügt haben, in das Zimmer Ihres kleinen Patienten zu stellen.

Anwendung: *Ein Vollbad ist dann angeraten, wenn das Kind kein sehr hohes Fieber hat, sondern nur seine Temperatur ein wenig erhöht ist. Baden Sie Ihr Kind täglich etwa 5 Minuten (8 bis 10 Tropfen Teebaumöl genügen für ein Bad).*

Aber beachten Sie bitte: Kinder mit sehr trockener Haut sollten nur alle 2 Tage gebadet werden, weil warme Vollbäder der Haut die Feuchtigkeit entziehen.

Soor – eine weit verbreitete Pilzinfektion

Der Pilz, der Soor auslöst, ist eigentlich immer im Körper vorhanden. Normalerweise wird er von einer gesunden Bakterienflora unter Kontrolle gehalten. Erst wenn die Widerstandsfähigkeit des Organismus geschwächt ist, kann der Pilz sich übermäßig ausbreiten.

Unter den Pilzinfektionen ist Soor (Candidiasis) besonders häufig anzutreffen. Ausgelöst wird diese Erkrankung durch Hefepilze, die sich vor allem in feuchtwarmen Körperregionen wie Hautfalten, dem Genitalbereich, der Mundschleimhaut oder dem Magen-Darm-Trakt ausbreiten. Kinder leiden relativ häufig an Soor, da diese Pilzinfektion oft zusammen mit Windelausschlag auftritt. Die Ursachen für Soor können in hormonellen Veränderungen liegen; möglich ist auch ein Zusammenhang mit der Einnahme von Antibiotika.

Teebaumöl gegen Soor

Das Teebaumöl bietet Ihnen verschiedene Möglichkeiten, gegen diese unangenehme Krankheit vorzugehen.

Anwendung: *Sie können eine Teebaumölsalbe verwenden, die Sie morgens und abends auf die betroffenen Hautpartien auftragen. Als hilfreich erweisen sich auch Vollbäder mit Teebaumölzusatz. Die dritte Anwendungsmöglichkeit besteht in einem Sitzbad – besonders geeignet, wenn der Genitalbereich von Soor betroffen ist. Geben Sie 8 bis 10 Tropfen Teebaumöl in eine Schüssel bzw. eine Sitzbadewanne mit warmem Wasser. Das Sitzbad sollte zwischen 5 und 10 Minuten dauern.*

Überprüfen Sie Ihre Enährungsgewohnheiten

Wer häufig unter Pilzinfektionen leidet, sollte möglicherweise seine Ernährungsgewohnheiten ändern. Meiden Sie Lebensmittel, die Zucker und Weißmehl enthalten. Achten Sie darauf, genügend Vitamine und Mineralstoffe mit der Nahrung aufzunehmen. Dadurch wird auch das Immunsystem gestärkt, und Sie sind auf Dauer weniger anfällig für Infektionen.

Teebaumöl, der Feind der Läuse

Wirklich sicher vor Läusen ist leider niemand und am wenigsten Kinder, so sehr man auch auf Sauberkeit achten mag. Denn die flügellosen, blutsaugenden Insekten kommen von überall her, um Tier und Mensch das Leben schwer zu machen. Auch im Kampf gegen Kopfläuse findet Teebaumöl Verwendung – vor allem deshalb, weil die herkömmlichen Mittel Nebenwirkungen haben können, die insbesondere für Kinder gefährlich sind. Teebaumöl kann sowohl bei der Vernichtung der Läuse helfen als auch den darauf folgenden Genesungsprozess der Haut unterstützen.

Im Fall der Bekämpfung von Kopfläusen zeigt sich allerdings auch, dass die Wirkung des Teebaumöls begrenzt ist, denn im Gegensatz zu den synthetisch hergestellten Präparaten greift Teebaumöl nicht die Eier der Läuse – die so genannten Nissen – an. Aus diesem Grund muss das ätherische Öl immer wieder angewendet werden – so lange, bis sämtliche (ausgeschlüpften) Läuse beseitigt sind.

Anwendung: *Mit Hilfe von teebaumölhaltigen Lotionen und Shampoos können Sie wirkungsvoll gegen Kopfläuse vorgehen. Eine Antilauslotion stellen Sie folgendermaßen her: Sie mischen 5 Milliliter unverdünntes Teebaumöl mit 25 Milliliter 50-prozentigem Alkohol sowie 25 Milliliter destilliertem Wasser (letzteres erhalten Sie in der Apotheke). Dann massieren Sie die Lotion kräftig in die Kopfhaut ein und lassen sie mehrere Stunden (am besten nachts) einwirken. Anschließend waschen Sie das Haar aus und kämmen es gut mit einem (Läuse-)Kamm. Diese Behandlung sollten Sie alle 3 Tage wiederholen, und zwar so lange, bis die Plage vorüber ist. Auch teebaumölhaltiges Haarshampoo hilft gegen Läuse.*

Vor allem Kinder werden zuweilen von den lästigen kleinen Parasiten heimgesucht, die auch in unserer heutigen Zeit noch ihr Unwesen treiben. Teebaumöl hilft auch hier.

Erkältungen mit Teebaumöl lindern

Gleich bei den ersten Anzeichen einer Erkältung sollte mit einer Teebaumöltherapie begonnen werden, damit der Krankheitsverlauf abgeschwächt werden kann.

Die meisten Erkältungen entstehen durch Virusinfektionen. Vor allem in der kühleren Jahreszeit erkranken viele Menschen an Infektionen im Nasen-, Hals- und Rachenbereich. Mittlerweile tritt jedoch auch die so genannte Sommergrippe häufiger als früher auf.

Am Beginn steht die Immunschwäche

Dass die Krankheitserreger überhaupt eine Chance haben, sich in unserem Körper breit zu machen, liegt immer an einer akuten bzw. chronischen Schwächung unseres Abwehrsystems. Vorübergehend geschwächte Widerstandskräfte können äußerst vielfältige Ursachen haben: Neben Stress, allgemeiner Überarbeitung und anderen belastenden seelischen Einflüssen können sich ebenso äußere Umstände, hervorgerufen durch Umweltfaktoren wie z. B. Schadstoffe in der Luft, negativ auf unser Immunsystem auswirken.

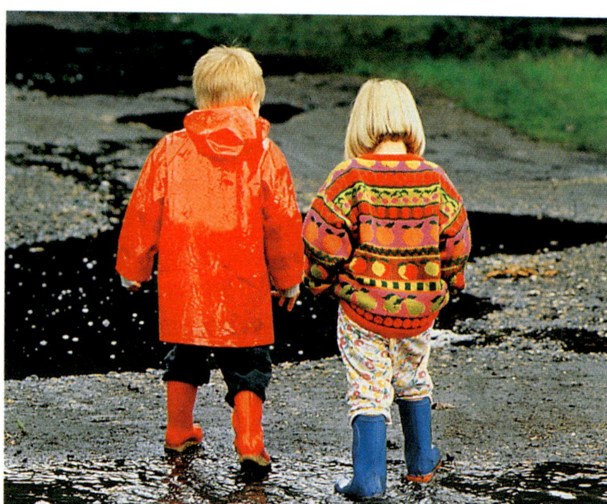

Vorbeugen ist besser als heilen. In der kalten Jahreszeit bedeutet das, sein Immunsystem bei der Abwehr von Erkältungen zu unterstützen.

Wenn die Luft uns krank macht

Nicht nur Nässe und Kälte können unser Abwehrsystem schwächen – auch eine zu trockene Luft während der Heizperiode trägt häufig zur Entstehung einer akuten Abwehrschwäche bei. Zwar führen diese Faktoren nicht unmittelbar, sondern nur auf indirektem Wege zu Erkältung und Influenza, da sie vorübergehend die örtlichen Abwehrkräfte der Nasen- und Hals-Rachen-Schleimhäute herabsetzen. Doch sind die Folgen fatal genug, denn nun steht dem Eindringen der Krankheitserreger nichts mehr im Weg, und die Infektion ist kaum noch aufzuhalten.

Nobody is perfect, auch unser Immunsystem nicht. Es kann jedoch sowohl kurz- als auch langfristig durch die Anwendung von Teebaumöl gestärkt werden.

Dreifach heilen mit Teebaumöl

Sollten Ihnen – allen Vorsichtsmaßregeln zum Trotz – Halsschmerzen, Schnupfen und Husten nicht erspart bleiben, kann Teebaumöl dazu beitragen, die Symptome einer Erkältungskrankheit abzuschwächen und dafür zu sorgen, dass Sie rascher gesund werden. Denn durch die keimtötende Wirkung des Teebaumöls sowie die Eigenschaft, Sekrete effektiv zu lösen, erweist sich dieses natürliche Heilmittel auch als zuverlässiger Helfer bei Erkältungen und grippalen Infekten. Darüber hinaus kann Teebaumöl Folgeerkrankungen – also z. B. Nebenhöhlen- und Ohrenentzündungen oder Bronchitis – wenn nicht in jedem Fall verhindern, so doch wenigstens in erheblichem Maße lindern. Und da Teebaumöl unser Abwehrsystem stärkt, macht es uns generell widerstandsfähiger gegen Erkältungskrankheiten. Das Öl der Melaleuca alternifolia besitzt somit dreifache therapeutische Wirkung, da es der Vorbeugung dient, die lästigen Beschwerden lindert und schließlich den Heilungsprozess fördert.

Sanfte Maßnahmen bei Schnupfen

Im Normalfall klingt der Schnupfen nach etwa sieben bis zehn Tagen vollständig ab. Sollten die Symptome länger andauern, dann liegt der Verdacht nahe, dass die Nebenhöhlen entzündet sind.

Wenn die Nase verstopft ist, dann wurden die Schleimhäute höchstwahrscheinlich durch eine Virusinfektion in Mitleidenschaft gezogen. Die katarrhalische Entzündung der Schleimhäute mit vermehrter Absonderung von Schleim ist ein Zeichen dafür, dass das Abwehrsystem den Kampf gegen die Krankheitserreger aufgenommen hat. Hier empfiehlt sich eine sanfte Therapie mit Teebaumöl, die die Beschwerden mildert, aber nicht massiv unterdrückt. Sobald sich die ersten Anzeichen einer Erkältung einstellen, sollte mit der Teebaumölbehandlung begonnen werden – damit die Infektion nicht auf die Ohren, den Hals oder die Nebenhöhlen übergreifen kann.

Auch wenn regelmäßiges Gurgeln mit Teebaumöl empfehlenswert ist: Von Direktanwendungen und Nasenspülungen mit Teebaumöl ist wegen der empfindlichen Nasenschleimhäute abzuraten. Dagegen haben sich Nasenspülungen mit Kräutertee oder einer Lösung aus Emser Salz bei einer verstopften Nase bewährt. Man gießt den Tee bzw. die Salzlösung einfach mit dem Teelöffel direkt in die Nase.

Mit Kompressen den Schleim lösen

Neben Dampfbädern, Inhalationen und Aromatherapie bieten sich ganz besonders Kompressen mit unverdünntem Teebaumöl als wirksame Hilfe an.

Anwendung: *Sie beträufeln ein heißes und feuchtes Taschentuch bzw. einen Waschlappen mit ein paar Tropfen reinem Teebaumöl und legen diese Kompresse anschließend für etwa 5 Minuten auf Ihre Nase. Diese Anwendung sollten Sie jeden Tag mehrmals wiederholen, und zwar so lange, bis Ihre Beschwerden verschwunden* *sind. Um das Atmen während der Nacht zu erleichtern, können Sie auch direkt einige Tropfen Teebaumöl auf das Kopfkissen geben.*

Vollbäder bei akuten Erkältungen

Heiße Vollbäder mit Teebaumöl schenken unserem Körper Entspannung und lindern eventuell vorhandene Gliederschmerzen. Besonders dann, wenn Sie sich im akuten Stadium einer Erkältung befinden, sollten Sie täglich ein Teebaumölvollbad nehmen.

Anwendung: *Geben Sie 8 bis 10 Tropfen unverdünntes Teebaumöl in das heiße Badewasser, und baden Sie mindestens 10 Minuten. Dann legen Sie sich gleich ins Bett – viel Schlaf unterstützt eine schnelle Genesung ganz wesentlich. Ein nur lauwarmes Bad sollten Sie im Fall einer erhöhten Temperatur, gar kein Bad bei Fieber nehmen.*

Sollten im Verlauf einer Erkältungskrankheit diffuse Schmerzen, Druckgefühle oder Schwellungen an den Ohren bzw. Schwerhörigkeit auftreten, wenden Sie sich an Ihren Arzt!

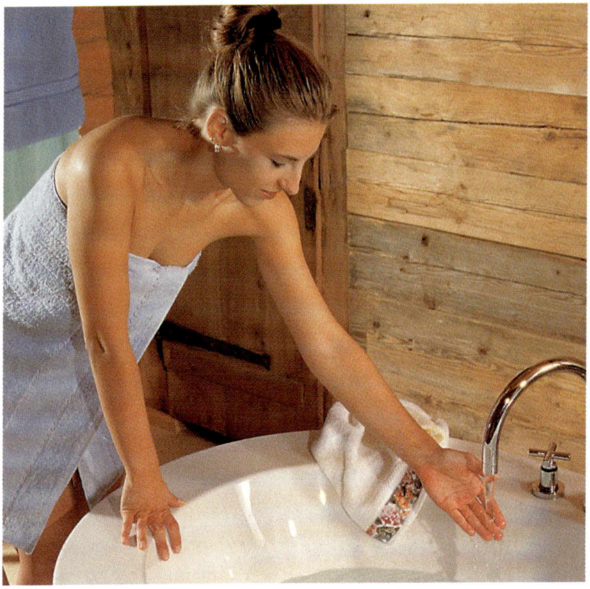

Entspannung und Heilung in einem bieten Vollbäder mit entsprechenden Zusätzen. Vor allem bei nicht fieberhaften Erkältungen haben sie sich bewährt.

Dampfbad – eine Wohltat für die Schleimhäute

Von Vollbädern abgesehen, sind bei Erkältungskrankheiten auch Dampfbäder mit Teebaumöl hilfreich, da die Dämpfe zum einen angegriffene Schleimhäute beruhigen und zum anderen schleimlösend wirken. Lästige Begleiterscheinungen einer Erkältung wie eine verstopfte Nase, Schnupfen oder Hustenreiz werden auf diese Weise gemildert.

Anwendung: *Sie füllen eine Schüssel mit kochend heißem Wasser und mischen 5 Tropfen Teebaumöl bei. Legen Sie sich ein Handtuch über den Kopf, damit der Dampf nicht nach außen entweicht. Der Inhalationsvorgang sollte 5 bis 10 Minuten dauern und pro Tag 1- bis 2-mal erfolgen. Beachten Sie bitte, dass Sie während des Inhalierens die Augen geschlossen haben – denn unser Sehorgan ist nun einmal kein Freund des Teebaumöls!*

Im Normalfall beträgt die Körpertemperatur eines Menschen zwischen 36 und 37,4 °C. Tagsüber schwankt sie um bis zu 1 °C. Der niedrigste Wert wird frühmorgens, der höchste am späten Nachmittag gemessen.

Einreibungen mit Teebaumölmischungen

Vor allem bei einer Erkrankung der unteren Atemwege sind Einreibungen mit teebaumölhaltigen Ölmischungen angeraten. Diese Form der äußerlichen Teebaumölanwendung wirkt auch wohltuend auf Nase, Hals und Rachen.

Anwendungen: *Die ideale Ölmischung für Einreibungen ist ohne großen Aufwand herzustellen. Sie mischen Oliven-, Avocado- oder Mandelöl mit Teebaumöl (3 Tropfen Teebaumöl auf 1 Teelöffel einer der genannten Pflanzenölsorten) und reiben Brust, Rücken und Hals 2- bis 3-mal täglich mit dieser Mischung ein.*

Am Beginn der Erkrankung hilft vor allem die direkte Anwendung unverdünnten Teebaumöls: Verreiben Sie mehrmals täglich 1 bis 2 Tropfen reines Teebaumöl auf Nase und Stirn.

Nebenhöhleninfekten vorbeugen

Immer dann, wenn die Nasenschleimhaut mit Bakterien oder Viren infiziert ist, wird auch die Schleimhaut der Nasennebenhöhlen in Mitleidenschaft gezogen. Oder anders gesagt: Entzündungen der Nasennebenhöhlen (Sinusitis) sind sehr häufig eine Folgeerkrankung von Erkältungskrankheiten. Dabei gelangen die Krankheitserreger in die Nebenhöhlen. Die Schleimhaut der Verbindungsgänge schwillt an, und das in den Nebenhöhlen entstehende Sekret kann somit nicht mehr ablaufen – es kommt zu einem Schleimstau. Im Übrigen können auch Allergien eine akute Infektion in diesem Bereich auslösen.

Schwellungen und starke Kopfschmerzen können Anzeichen für Infektionen der Nasennebenhöhlen bzw. der Stirn- oder Kieferhöhlen sein. Auch in diesem Fall sollten Sie Ihren Arzt aufsuchen.

Wie man Nebenhöhlenentzündungen erkennt

Zu den auffälligsten Symptomen einer akuten Nasennebenhöhlenentzündung gehören Kopfschmerzen und mehr oder minder starke Druckgefühle, und zwar meistens in oder knapp über den Backenknochen und/oder über den Augen. Charakteristisch ist überdies der wellenförmige Verlauf der Beschwerden: Während die Schmerzen vom Morgen bis hin zur Mittagszeit zunehmen, flauen sie im Lauf des Nachmittags meist zunächst einmal wieder ab, um dann am Abend erneut besonders heftig zu werden. Auch der Abgang von Schleim zählt zu den typischen Beschwerden.

Folge von Erkältungen

Da der Erkrankung jedoch häufig eine Erkältung vorausgeht, die ebenfalls von starker Schleimbildung gekennzeichnet ist, kann der Betroffene kaum unterscheiden, auf welche Infektion diese zurückgeht. Wenn das Sekret allerdings eine gelblich grüne Farbe annimmt, ein Zeichen dafür, dass sich Eiter gebildet hat, dann ist es sehr wahrscheinlich, dass sich der Katarrh auf die Nasennebenhöhlen ausgebreitet hat.

Gehen Sie zum Arzt

Eiterungen der Nasennebenhöhlen bedürfen auf jeden Fall ärztlicher Behandlung. Nur der Arzt kann entscheiden, welche Therapiemaßnahmen ergriffen werden müssen. Sind Bakterien die Krankheitsauslöser, ist eventuell der Einsatz von Antibiotika erforderlich. Manchmal ist sogar ein kleiner chirurgischer Eingriff nötig, der eine Verbindung zwischen den Nasennebenhöhlen und der Nasenhöhle schafft. Die Gefährlichkeit dieser Krankheit darf keineswegs unterschätzt werden, da sie zu lebensbedrohlichen Komplikationen – wie z.B. Störungen der Hirndurchblutung – führen kann.

Aromatherapie, Inhalationen und Bäder mit Teebaumöl sind ideal für die Selbstbehandlung im Anfangsstadium einer Nasennebenhöhlenentzündung.

So hilft Teebaumöl den Nebenhöhlen

Entsprechend der Schwere der Symptome einer Entzündung im Bereich der Nasennebenhöhlen ist eine die ärztlichen Heilanweisungen unterstützende Teebaumölanwendung angezeigt. Wenn sich die Nebenhöhlenentzündung noch im Anfangsstadium befindet, kann eine Selbsttherapie mit Teebaumöl helfen – aber Vorsicht ist geboten: Bessern sich die Symptome nicht rasch und erheblich, dann konsultieren Sie unbedingt Ihren Arzt! Als Behandlungsformen haben sich neben Dampf- und Vollbädern auch die Aromatherapie sowie die direkte Anwendung von Teebaumöl bestens bewährt.

Nicht behandelte Nasennebenhöhlenentzündungen können chronisch werden. Andererseits sind Dauererkrankungen der Nasennebenhöhlen manchmal auch die Folge von Nasenpolypen. Diese gutartigen Wucherungen der Nasenschleimhaut können die Nasenatmung erheblich behindern (so dass man hauptsächlich über den geöffneten Mund atmen muss) und starkes Schnarchen sowie einen näselnden Klang der Stimme hervorrufen.

Ohrenschmerzen bei Erkältungen

Durch Erkältungen können nicht nur die Nasennebenhöhlen in Mitleidenschaft gezogen werden; auch Ohrenerkrankungen können in Form von Mittelohr- und Ohrtrompetenentzündungen auftreten. Als Ohrtrompeten (Tuben, Eustachische Röhren) werden die Verbindungen zwischen dem Nasen-Rachen-Raum und dem Mittelohr bezeichnet, die für den Druckausgleich mit der Außenwelt zuständig sind. Die Eustachische Röhre schwillt bei Schnupfen häufig an, wodurch der Druckausgleich nicht mehr richtig funktioniert. Dies führt zu einem dumpfen Druckgefühl sowie zu Hörproblemen.

Um eine eitrige Mittelohrentzündung könnte es sich bei folgenden Symptomen handeln: stechende oder drückende Ohrenschmerzen, nachlassende Hörfähigkeit, Kopfschmerzen und Übelkeit.

Mittelohrentzündungen erfordern Geduld

Darüber hinaus können über die Tuben krankheitserregende Mikroorganismen in das Mittelohr eindringen und eine akute Mittelohrentzündung verursachen. Wenn das Mittelohr vereitert ist, staut sich der Eiter hinter dem Trommelfell und kann schließlich durchbrechen. Zwar lassen die Schmerzen durch das Abfließen des Sekrets sogleich deutlich nach, doch ist das Ärgste deswegen noch nicht unbedingt ausgestanden: Es kann nämlich zusätzlich zu Entzündungen an der Ohrmuschel und im äußeren Gehörgang kommen. Das Abfließen des Eiters dauert im Normalfall zwischen 12 und 14 Tagen. Bei einem komplikationslosen Krankheitsverlauf heilt die Trommelfellperforation im Lauf der Zeit wieder zu – dauerhafte Schädigungen am Gehör müssen glücklicherweise meist nicht befürchtet werden.

Teebaumöl bei Ohrenentzündungen

Wenn Sie an einer Mittelohr- oder Ohrtrompetenentzündung leiden, sollten Sie zunächst mit Ihrem Arzt abklären, ob er in Ihrem Fall eine Anwendung von Teebaumöl – eventuell auch zusätzlich zu einer Antibiotikabehandlung – für ratsam hält. Gibt Ihnen der Arzt grünes Licht, dann gehen Sie wie folgt vor.

Anwendung: *Sie erwärmen ein wenig Avocado-, Oliven- oder Mandelöl zusammen mit 3 bis 4 Tropfen unverdünntem Teebaumöl – lassen Sie die Ölmischung jedoch nicht kochen! Anschließend träufeln Sie mit einer Pipette etwas körperwarmes Öl in das betroffene Ohr. Danach verschließen Sie es mit einem Wattebausch, damit keine Zugluft hineinkommt. Es empfiehlt sich, diese Teebaumölanwendung mehrmals am Tag zu wiederholen.*

Ganz besonders Raucher neigen zu Bronchitis, da die Bronchialschleimhäute durch das Rauchen chronisch geschwächt werden.

Teebaumöl bei Husten und Heiserkeit

Husten und Heiserkeit entstehen meistens im Zusammenhang mit einer Erkältungskrankheit: Die Erreger haben die Bronchialschleimhaut infiziert. Eine akute Bronchitis äußert sich durch schmerzhaften Husten, der häufig in Verbindung mit weißlich gelblichem, schleimigem Auswurf auftritt. Bisweilen ist die Temperatur erhöht. In manchen Fällen kommt es vor, dass sich zu dieser Erkrankung ein bakterieller Infekt gesellt. Dann nimmt der Husten zu, zusätzlich zu den Beschwerden hinter dem Brustbein treten seitlich am Brustkorb schmerzhafte Stiche auf. Wegen der Verschleimung und Schwellung der Bronchialschleimhäute kommt es zu Atembeschwerden, die allmählich immer stärker werden können.

Teebaumöl hilft bei Bronchitis

Sie sollten sich bereits für eine Therapie mit Teebaumöl entscheiden, sobald sich die ersten Anzeichen einer Erkältungskrankheit zeigen. Denn durch eine rasche Anwendung des australischen Öls lässt sich ganz gezielt eine ernste Erkrankung Ihrer Atemwege vermeiden. Dampfbäder und Inhalationen eignen sich hervorragend dazu, den Anfängen einer Bronchitis zu wehren.

Anwendung: *Geben Sie 5 Tropfen reines Teebaumöl in eine Schüssel oder ein Inhalationsgerät mit kochend heißem Wasser. Umhüllen Sie Kopf und Schüssel mit einem Handtuch, so dass kein Dampf nach außen entweichen kann. Nun inhalieren Sie 5 bis 10 Minuten lang den Dampf bei geschlossenen Augen. Diese Anwendung sollte täglich 1- bis 2-mal durchgeführt werden.*

Sollten Sie unter Atemnot, einem rötlichen Auswurf, Herzjagen und/oder hohem Fieber leiden, dann sollten Sie sofort zum Arzt gehen! Es könnte eine Lungenentzündung sein.

Einreibungen lindern Symptome

Als sehr hilfreich haben sich auch Einreibungen erwiesen. Ausgesprochen wirksam, besonders bei Husten, ist eine Mischung aus Teebaumöl, Majoranöl und einem anderen pflanzlichen Öl.

Anwendung: *5 Tropfen reines Teebaumöl und 5 Tropfen Majoranöl werden mit 1 Teelöffel Mandel-, Oliven- oder Avocadoöl vermengt und 2- bis 3-mal täglich auf Brust und Rücken verteilt.*

Lungenentzündung als Folge von Bronchitis

Wird eine Bronchitis nicht rechtzeitig behandelt oder sind die Krankheitserreger gegen die bei dieser Krankheit meist verordneten Antibiotika resistent, kann als Folgeerkrankung von Bronchitis die gefürchtete Lungenentzündung auftreten.

Fieber auf natürlichem Weg senken

Sollte Ihr Fieberthermometer mehr als 38,5 °C anzeigen, dann haben Sie nicht mehr nur erhöhte Körpertemperatur, sondern Fieber.

Abgeschlagenheit und Schüttelfrost: Angenehm sind die typischen Begleiterscheinungen von Fieber wirklich nicht. Dennoch handelt es sich um eine ganz normale Abwehrreaktion unseres Organismus, die anzeigt, dass der Körper den Krankheitserregern massiv zu Leibe rückt. Eine erhöhte Körpertemperatur schwächt nicht nur die Resistenz der Viren und Bakterien gegen die körpereigenen Abwehrsubstanzen, sie schädigt diese Krankheitserreger auch auf direkte Weise.

Es ist deshalb grundsätzlich falsch, das Fiebersymptom sogleich mit Arzneien zu unterdrücken. Nur bei Fällen, in denen nach ein paar Tagen das Fieber (ab 38,5 °C) nicht sinkt bzw. die Körpertemperatur auf 39 °C oder noch mehr ansteigt, müssen unverzüglich Maßnahmen zur Bekämpfung des Fiebers ergriffen werden.

Erhöht sich das Fieber auf mehr als 40,5 °C, dann kann es lebensgefährliche Folgen haben – scheuen Sie sich nicht, in einem solchen Fall den Notarzt zu rufen!

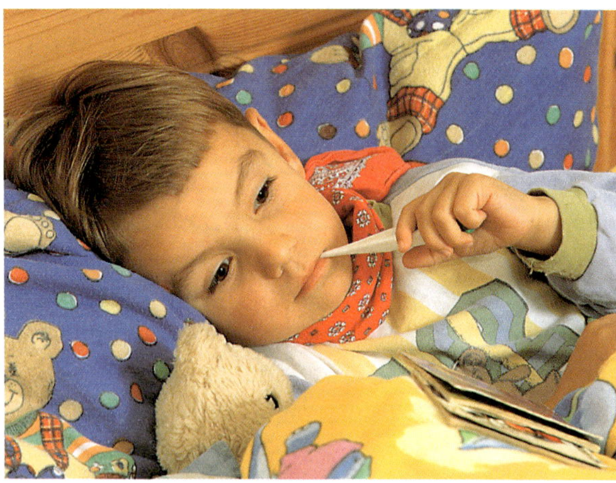

Keine Angst vor dem Fieber – es ist eine ganz natürliche Selbstschutzmaßnahme des erkrankten Körpers. Erst bei hohen Temperaturen muss eingegriffen werden.

Fiebrige Erkältungen – die besten Tipps

Fußbad: Gleich zu Beginn des Fiebers ist ein Fußbad empfehlenswert. Um Kreislaufprobleme zu vermeiden, sollte das Wasser zunächst Körpertemperatur haben. Die Wassertemperatur wird dann in den folgenden 10 Minuten durch Zugabe von heißem Wasser allmählich erhöht. Vorher fügen Sie einige Tropfen Teebaumöl bei. Gut abtrocknen und sofort zu Bett gehen.

Wadenwickel: Dieses alte Hausmittel ist besonders für Kinder geeignet. Nehmen Sie ein großes Handtuch, und tauchen Sie es in kaltes Wasser. Auswringen, straff um den Unterschenkel legen und mit einem weiteren, trockenen Handtuch umwickeln. Besonders nachts sorgt der Wadenwickel für wohltuende Kühlung. Vorsicht: Wadenwickel nie bei kalten Füßen anlegen!

Waschung: Bei Patienten, die zu Kreislaufproblemen neigen oder sich durch das Fieber zu geschwächt fühlen, ist die Waschung dem Vollbad vorzuziehen. Der ganze Körper wird mit einem Waschlappen abgewaschen, der in lauwarmes Wasser mit einem Zusatz von einigen Tropfen Teebaumöl getaucht wurde. Wichtig ist, dass keine Zugluft entsteht und der Patient nicht friert. Nach der Waschung sofort zu Bett gehen und gut zudecken.

Vollbad: Auch ein lauwarmes – kein heißes – Vollbad (nicht länger als 5 Minuten!) kann zur Fiebersenkung hilfreich sein. Geben Sie dem Wasser ein paar Tropfen Teebaumöl bei. Danach gleich zu Bett gehen.

Aromatherapie: Mit einer Duftlampe, im Luftbefeuchter der Heizung oder in einem Schälchen mit heißem Wasser verdampfen Sie im Krankenzimmer einige Tropfen reines Teebaumöl. Das Einatmen des Dufts des ätherischen Öls fördert den Heilungsprozess beim Kranken und verringert die Ansteckungsgefahr.

Folgende Symptome deuten auf eine Grippe hin: starke Abgeschlagenheit bis hin zur Benommenheit, starke Kopf- sowie Gliederschmerzen, Schüttelfrost und schneller Fieberanstieg bis auf ca. 40 °C.

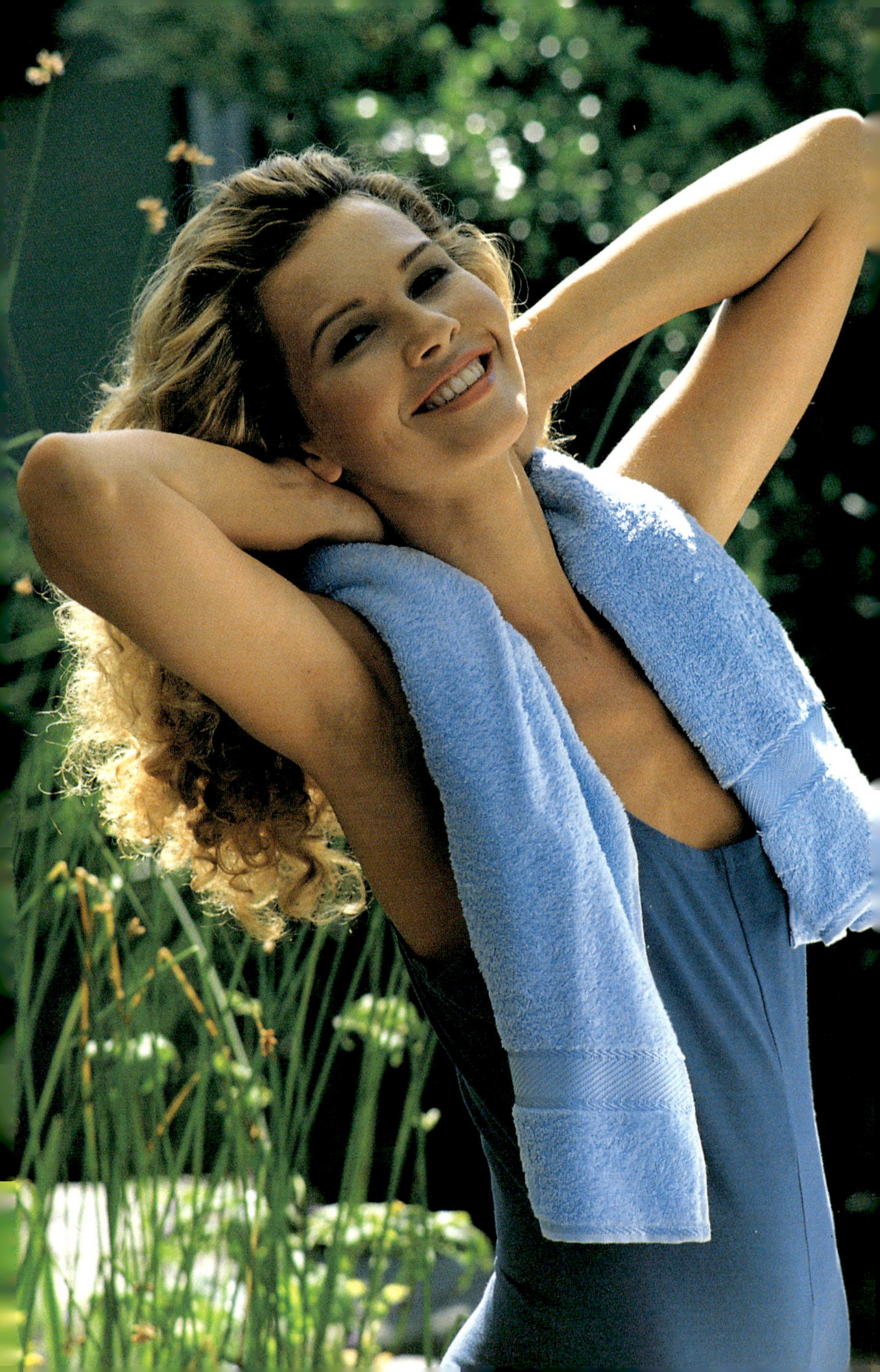

Gesunde Haare, Zähne und Nägel

Wie wir auf andere Menschen wirken, hängt nicht zuletzt vom Zustand unserer Haare, Nägel und Zähne ab. Überdies geben sie Auskunft über unsere gesundheitliche Verfassung. Doch ist es nicht jedem von Natur aus gegeben, fülliges und glänzendes Haar, lange und gepflegte Nägel oder strahlend weiße Zähne zu haben. Bei Nägel-, Haar- und Zahnproblemen kann die Anwendung von Teebaumöl helfen.

Teebaumöl für jeden Haartyp

Ohne Frage wirkt ein Mensch mit gepflegtem Haar und einer zu ihm passenden Frisur sympathischer als jemand, der zerzaust und mit fettigen Haaren durch die Gegend läuft. Um so schwerer haben es Menschen, deren Haare Schwierigkeiten bereiten. Das Selbstwertgefühl von Frauen – und ebenso von Männern – kann sehr darunter leiden, wenn sie mit Haarausfall, dünnen, fettigen oder auch strähnigen Haaren zu kämpfen haben. Dabei ist es gar nicht so schwierig, diese Probleme zu beseitigen oder wenigstens einzudämmen: Zwar ist die Neigung zum einen oder anderen Haartyp angeboren, doch kann man selbst einiges dazu beitragen, seine Haare schön und fit zu machen. Was die Essgewohnheiten betrifft, so ist eine gesunde, ausgewogene Ernährung mit vielen Vitaminen, Mineralstoffen, Spurenelementen und einer ausreichenden Menge an Ballaststoffen der sicherste Garant für gesundes und kräftiges Haar.

Achten Sie darauf, dass Ihre Haare – und ganz besonders Ihre Kopfhaut! – immer genügend Licht und Luft bekommen. Vor zu starker Sonneneinstrahlung sollten Sie Haare und Kopfhaut allerdings schützen.

Die Haarpflege auf den Haartyp abstimmen

Menschen, die unter Schuppen leiden, sollten ihre Haare nicht zu häufig kämmen. Denn dadurch wird die ohnehin schon mitgenommene Kopfhaut nur noch mehr gereizt.

Neben der Ernährung ist es selbstverständlich die Art der Haarpflege, die das Aussehen Ihrer Haare bestimmt. Durch äußerliche Anwendungen werden die Haare zwar nicht gesünder, sie sehen jedoch fülliger und auch glänzender aus – es lohnt sich auf jeden Fall, sich mit dem Thema »Haarpflege« auseinanderzusetzen. Haben Sie kräftiges oder feines Haar? Sind Ihre Haare schon wenige Stunden nach der Kopfwäsche wieder fettig? Neigen Sie zu Schuppen? Oder fühlen sich Ihre Haare trocken und rau an? Wenn Sie eine dieser Fragen mit Ja beantworten, dann leiden Sie unter einem typischen Haarproblem, das nach einer ganz speziellen Pflege verlangt. Davon abgesehen gibt es aber auch Maßnahmen für eine effektive Pflege, die man – egal, zu welchem Haartyp man gehört – auf alle Fälle beachten sollte. Bevor man z. B. Spülungen, Packungen oder Kuren anwendet, ist es ratsam, sich erst einmal mit der Struktur seiner Haare vertraut zu machen. Sehr wichtig ist, wie man seine Haare wäscht und trocknet, denn wird es in dieser Beziehung falsch behandelt, können die Haare und auch die Kopfhaut auf Dauer Schaden nehmen.

So waschen und trocknen Sie Ihr Haar richtig

- Verwenden Sie nur milde Shampoos, die die Kopfhaut nicht reizen. Empfehlenswert sind Präparate mit einem pH-Wert zwischen 5 und 7.
- Normalerweise ist ein einmaliges Shampoonieren ausreichend. Hinterher immer gut ausspülen.
- Vermeiden Sie es, Ihre Haare mit zu heißem Wasser zu waschen und zu spülen, das schadet der Kopfhaut.
- Nasse Haare sollten Sie nicht ausbürsten, sondern mit einem grobzinkigen Kamm auskämmen.

▶ Rubbeln Sie nasse Haare nicht mit dem Frottiertuch, denn dadurch können die das Haar umgebenden Hornplättchen abbrechen.

▶ Zum Trocknen sollten Sie den Fön nicht zu heiß einstellen, da sonst die Kopfhaut austrocknet und die Haare brüchig werden.

Optimale Haarpflege mit Teebaumöl

Erwiesenermaßen ist das Öl der Melaleuca alternifolia ein ausgezeichnetes Mittel zur Haarpflege. Es wirkt nicht nur positiv auf die Durchblutung und den Fetthaushalt der Kopfhaut (was sich sowohl auf fettige als auch auf trockene Haare günstig auswirkt), sondern leistet wegen seiner antiseptischen Eigenschaften wertvolle Hilfe, wenn die Kopfhaut entzündet oder von Pilzen bzw. Läusen befallen ist. Teebaumöl kräftigt und unterstützt den Haarwuchs, macht die Haare glänzend und geschmeidig und fördert die Kämmbarkeit.

Tägliches Bürsten regt die Durchblutung der Kopfhaut an. Wenn Sie Wert auf schöne und glänzende Haare legen, bürsten Sie täglich ein paar Minuten lang kopfüber gegen den Strich mit einer Bürste aus Naturborsten.

Schuppen – Haarproblem oder Krankheit?

Was passiert eigentlich mit unseren Haaren und der Kopfhaut, wenn wir unter Schuppen leiden? Schuppen – das sind kleine, abgestorbene Kopfhautteilchen bzw. Hornpartikel der Kopfhaut, die – ähnlich wie Schneeflocken – auf Schultern, Nacken und Kleidung rieseln. Außerdem sind die Haare bei einem Schuppenleiden insgesamt spröde und stumpf. Besonders lästig wird das Schuppenproblem dann, wenn es zusammen mit Juckreiz auftritt – dann ist die Kopfhaut, häufig aufgrund einer zu geringen Talgproduktion, extrem ausgetrocknet. Davon abgesehen kann die Ursache für Schuppen in einer erheblich gesteigerten Produktion von Hautzellen der Kopfhaut liegen. Sollten nicht nur Ihre Haare, sondern auch Gesicht, Brust und Rücken von der Schup-

Haarprobleme können ihre Ursache in hormonellen Umstellungen haben, wie sie charakteristisch sind für die Pubertät, eine Schwangerschaft oder die Wechseljahre.

penplage befallen sein, ist der Gang zum Hautarzt empfehlenswert: Er wird Ihnen spezielle Salben verschreiben. Übrigens haben sich hier antimykotisch, also pilzabtötend wirkende Cremes bewährt, obgleich Schuppen meist nichts mit einer Pilzinfektion gemein haben.

Stress fördert Schuppen

Viel zu wenig bekannt ist die Tatsache, dass Schuppen auch psychische Ursachen haben können. So werden manche Betroffenen bei Überlastung, Anspannung oder Depression manchmal von regelrechten Schuppenschüben heimgesucht, die erst dann abklingen, wenn das seelische Gleichgewicht wiederhergestellt ist. Die Anwendung von Teebaumöl bei Schuppen ist generell ratsam; gleich, ob Sie Shampoo, Lotion oder Haarwasser mit Teebaumölzusatz benutzen – alle diese Pflegemittel lindern die Beschwerden bereits nach wenigen Anwendungen. Darüber hinaus kann eine Ölkur äußerst hilfreich sein.

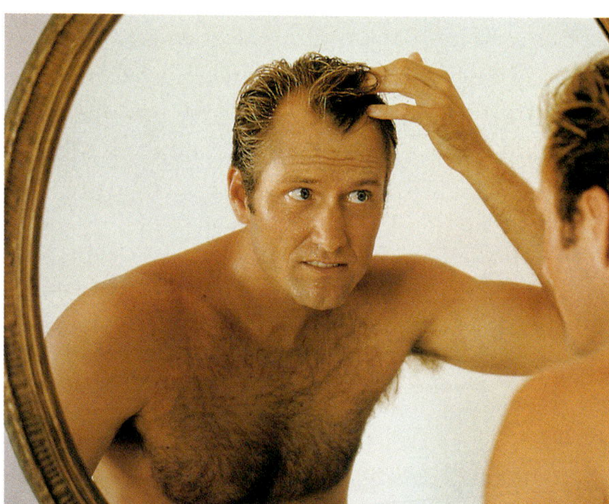

Zeit für eine Haarkur mit Teebaumöl? Das australische Wundermittel hilft bei Schuppen und juckender Kopfhaut.

Haarpflegemittel – die besten Tipps

Haarwasser: Mischen Sie 100 Milliliter 50-prozentigen Alkohol mit 5 Milliliter unverdünntem Teebaumöl, und füllen Sie die Flüssigkeit in eine dunkle Flasche ab. Massieren Sie das Haarwasser am besten jeweils morgens und abends gründlich in Kopfhaut und Haare ein. Dieses Haarwasser hilft bei juckender Kopfhaut und Schuppen besonders gut.

Haarshampoo: Sie fügen einem pH-neutralen Shampoo (100 Milliliter) etwa 50 bis 60 Tropfen reines Teebaumöl bei. Bewahren Sie das Shampoo an einem lichtgeschützten Ort auf.

Haarlotion bei kranker Kopfhaut: Vermischen Sie 3 Tropfen Teebaumöl mit 1 Teelöffel Avocado-, Mandel- oder Jojobaöl. Leicht erwärmt hilft diese Mixtur bei Säuglingen, die unter Milchschorf leiden, sowie bei anderen Kopfhauterkrankungen. Nachdem die Lotion ungefähr 15 Minuten lang eingewirkt hat, waschen Sie die Haare mit Shampoo aus. Dabei massieren Sie zunächst das Shampoo ein und fügen dann erst Wasser hinzu. So wird das Öl gründlich aus den Haaren ausgewaschen.

Teebaumölhaarkur: Mischen Sie 5 Esslöffel Oliven-, Weizenkeim- oder Klettenwurzelöl, das Sie in jeder Apotheke bekommen, mit dem Saft von 1 Zitrone. Nachdem Sie 8 bis 10 Tropfen Teebaumöl hinzugegeben haben, verrühren Sie die Ölmischung gründlich. Massieren Sie die Packung behutsam in die Haare ein, und lassen Sie sie 30 Minuten lang unter einem Frottiertuch einwirken. Anschließend sollten Sie die Haare mit Teebaumölshampoo gut auswaschen.

Diese Kur eignet sich nicht nur für die Beseitigung von Schuppen, sondern sorgt auch für geschmeidige und glänzende Haare.

Wäscht man fettige Haare sehr oft mit aggressiven Shampoos, die die Haare austrocknen, dann kann dies wiederum zu einer vermehrten Talgproduktion führen.

Teebaumöl in der Zahnmedizin

Schon das Wort »Zahnarzt« jagt vielen Menschen einen Schrecken ein. Aufgrund mehr oder minder leidvoller Erfahrungen scheuen viele die zahnärztlichen Behandlungen, manche sogar, wenn es sich dabei nur um eine Routineuntersuchung handelt. Auf keinen Fall sollte man wegen seiner Ängste vor regelmäßigen zahnärztlichen Kontrollen kneifen, da umfangreiche Eingriffe häufig vermieden werden können, wenn man bereits bei den ersten Symptomen den Zahnarzt aufsucht. Neben der ärztlichen Vorsorge ist für die gründliche Zahnpflege auch eine gesunde Ernährung wichtig: Die Vitamine A, C und D, aber auch Kalzium, Phosphor, Fluor und Zink sind für gesunde Zähne von größter Bedeutung. Berücksichtigen sollte man auch, dass beispielsweise Genussmittel wie Rauchen und schwarzer Tee die Entstehung von Zahnbelag fördern.

Eine wirklich gründliche Reinigung der Zähne dauert mindestens drei Minuten. Stellen Sie sich am besten eine Eieruhr in die Nähe des Waschbeckens.

Zahnschmerzen können viele Ursachen haben

Die Zähne bestehen aus dem härtesten Material des ganzen Körpers. Jeder Zahn verfügt über einen guten Schutzmantel: Von der harten Substanz des Zahnbeins (Dentin) umgeben, befindet sich im Kern des Zahns die mit gallertartigem Zahnmark (Pulpa) ausgefüllte Zahnhöhle (Pulpahöhle). Die Pulpa ist sozusagen das Herz des Zahns, da sie Blut- und Lymphgefäße sowie die Nerven enthält. Die Zahnkrone, die oberhalb des Zahnfleischs sitzt, ist mit porzellanartigem Schmelz überzogen. Auch die Zahnwurzeln, mit Hilfe der Wurzelhaut im Kieferknochen fest verankert, sind von außen geschützt, und zwar durch den Zahnzement. Wurzelhaut, Zahnzement und Kieferknochen bilden zusammen den Zahnhalteapparat.

Ist Karies ansteckend?

Es gibt kaum einen Erwachsenen, der sich nicht irgendwann in zahnärztliche Behandlung wegen Karies begeben muss. Selbst Kinder sind häufig von der Zahnfäule betroffen, die auch schon bei Milchzähnen schwere Schäden verursachen kann: Nahezu die Hälfte der Dreijährigen leidet unter Karies. Viele Zahnärzte appellieren nach der Behandlung eines Kleinkindes an die Eltern, noch stärker darauf zu achten, dass ihre Sprößlinge weniger Süßigkeiten essen. Inzwischen weiß man jedoch, dass man sich mit Karies auch durch Viren infizieren kann. Diese können von den Eltern auf die Kinder übertragen werden (oder umgekehrt). Eine perfekte Hygiene, die eine solche Ansteckung ausschließt, wird allerdings im Familienleben kann möglich sein.

Es ist nicht zuletzt eine Frage der Veranlagung, ob ein Mensch gute oder schlechte Zähne hat. Auf keinen Fall unterschätzen sollte man allerdings die Bedeutung der Ernährung für den Gesundheitszustand der Zähne!

Zahnbelag behandeln mit Teebaumöl

Zahnbelag ist die Hauptursache von Karies und Zahnfleischentzündungen. Deshalb sollte er möglichst schnell und vollständig, also am besten nach jeder Mahlzeit, beseitigt werden. Zahnbelag besteht aus Speichel, Bakterien und Nahrungsresten und bildet sich vorwiegend am Saum zwischen Zahn und Zahnfleisch. Ist das Zahnfleisch bereits erkrankt, entsteht der Zahnbelag noch schneller. Der Zahnbelag sollte mindestens zweimal am Tag durch Zähneputzen entfernt werden.

Anwendung: *Neben teebaumölhaltiger Zahnpasta haben sich Mundspülungen mit Teebaumöl bewährt: Lösen Sie 3 bis 5 Tropfen reines Teebaumöl in 1 Esslöffel Milch auf. Verdünnen Sie die Milch mit warmem Wasser, bis das Glas voll ist. Es empfiehlt sich, regelmäßig 1- bis 2-mal am Tag, am besten unmittelbar nach dem Zähneputzen, mit dieser Mixtur den Mund gründlich auszuspülen.*

Mit Teebaumöl gegen Zahnfleischentzündungen

Häufig sind Bakterien die Ursache für Erkrankungen des Kauapparats. Zahnfleischentzündungen (Gingivitis) entstehen vor allem durch Zahnbelag und können chronisch werden. Dann spricht man von Parodontitis bzw. Parodontose. Ein deutliches Anzeichen für eine Zahnfleischentzündung ist Zahnfleischbluten. Und das Zahnfleisch ist – gerade beim Zähneputzen – schmerzempfindlicher als gewöhnlich.

Eine Entzündung an der Wurzelspitze eines Zahns kann chronisch werden. Bei den ersten Anzeichen einer Entzündung sollten Sie deshalb sofort zu Ihrem Zahnarzt gehen!

Typisch für den späteren Verlauf der Krankheit ist die Entstehung von mit Bakterien infizierten Taschen zwischen dem Zahnfleisch und den Zähnen. Eine Zahnfleischentzündung sollte man auf keinen Fall auf die leichte Schulter nehmen, da eine Nichtbehandlung der Erkrankung zur Rückbildung des Zahnfleischs und sogar zu Zahnausfall führen kann. Bei der Bekämpfung einer Zahnfleischentzündung bietet Teebaumöl wertvolle Dienste. So können Sie Ihr Zahnfleisch (ebenso wie bei Zahnbelag, siehe Seite 95) mit Mundspülungen oder einer Zahnpasta mit Teebaumöl behandeln.

Zur Therapie von Zahnfleischentzündungen empfiehlt sich auch die direkte Anwendung, bei der Sie die infizierten Stellen mehrmals täglich mit einigen Tropfen reinem Teebaumöl vorsichtig einreiben. Die direkte Anwendung von Teebaumöl – ebenso wie Mundspülungen und die Verwendung einer teebaumölhaltigen Zahnpasta – eignet sich auch hervorragend zur Linderung von Zahnschmerzen.

Gut kauen und Zucker meiden

Die beste Vorsorge ist und bleibt eine regelmäßige und richtige Zahnpflege. Dafür sollte bei jedem Zähneputzen die Zahnbürste in kreisenden bzw. rüttelnden Bewegungen über die Zähne geführt werden und das jeweils mindestens drei Minuten lang. Süßigkeiten, Marmelade, Honig – kurzum: so gut wie alles, was süß schmeckt, ist Gift für den Kauapparat. Damit die Zähne gesund bleiben, sollte man bevorzugt Nahrungsmittel wie Vollkornbrot, frisches Obst oder Rohkost verzehren, denn sie regen die Kautätigkeit an. Gründliches Kauen fördert die Speichelbildung und die Selbstreinigung der Zähne. Zugleich kräftigt es das Zahnfleisch, die Kieferknochen und die Kaumuskulatur.

Auch die Verwendung von Zahnseide sollte zur täglichen Zahnhygiene gehören. Am besten verwenden Sie ungewachste Zahnseide (in jeder Apotheke erhältlich).

Sind elektrische Zahnbürsten sinnvoll?

Elektrische Zahnbürsten sind eigentlich nur dann sinnvoll, wenn man die Zahnbürste schlecht führen kann. Für Bettlägerige und ältere Menschen, aber auch für kleine Kinder können elektrische Zahnbürsten also eine gute Alternative zur herkömmlichen Zahnbürste sein.

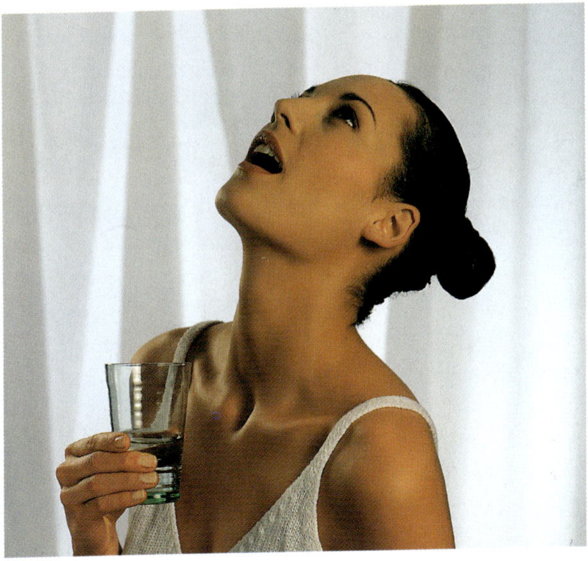

Mundspülungen mit Teebaumöl helfen bei Zahnfleischentzündungen. Auch teebaumölhaltige Zahnpasta – im gut sortierten Fachhandel – ist zu empfehlen.

Hand- und Nagelpflege mit Teebaumöl

Der Umgang mit scharfen Reinigungsmitteln und anderen Chemikalien, aber auch Einflüsse wie Kälte, Regen, trockene Heizungsluft oder der häufige Kontakt mit Wasser machen die Haut an den Händen sowie die Fingernägel rissig und spröde. Dies ist umso unangenehmer, als gepflegte Hände und Nägel von jeher als eine Art Visitenkarte gelten.

Zur Anatomie des Nagels: Der Nagel wächst im Nagelbett. Die halbmondförmige Nagelbasis wird von einer Hautfalte (Cuticula) überdeckt. Der Nagel besteht aus Keratin, einem harten Protein, das auch in Haut und Haaren vorkommt.

Vorzeigbare Hände und Nägel

Doch haben es unsere Fingernägel und Hände nicht nur wegen der genannten Umwelteinflüsse schwer – sie können auch von kleineren Verletzungen, die man sich beispielsweise in Haushalt und Garten zugezogen hat, in Mitleidenschaft gezogen werden. Was die Fingernägel betrifft, so reißen sie häufig leicht ein oder brechen ab. Beachten Sie auch die negativen Begleiterscheinungen von Nagellack für die Fingernägel: Nagellack kann hässliche Verfärbungen hervorrufen und außerdem ein Austrocknen der Nägel verursachen.

Schonende Pflege der Hände

Wenn Ihre Hände trocken, strapaziert oder von kleineren Verletzungen betroffen sind, ist es ratsam, ein tägliches Handbad durchzuführen: Füllen Sie eine Schale zur Hälfte mit etwas angewärmtem Oliven-, Mandel-, Avocado- oder Jojobaöl, und fügen Sie einige Tropfen Teebaumöl hinzu. Als Alternative zu diesem Handbad können Sie auch eine Teebaumölmischung herstellen: Sie geben Ihrer Handcreme einige Tropfen reines Teebaumöl bei (auf eine haselnussgroße Portion Handcreme kommen 2 Tropfen Teebaumöl) und tragen diese Lotion immer nach dem Händewaschen auf.

Allgemeine Nagelpflege

Für die allgemeine Pflege Ihrer Nägel reiben Sie etwa 1 Teelöffel Olivenöl, dem 3 Tropfen Teebaumöl beigemischt wurden, auf Ihre Nägel. Anschließend lassen Sie diese Teebaumölmixtur eine Weile einziehen und entfernen dann das überschüssige Öl – am besten mit einem Kosmetiktuch. Diese Behandlung gibt Ihren Nägeln Festigkeit und Glanz. Natürlich sollte vor dieser Anwendung der Nagellack entfernt werden!

Gehen Sie den Ursachen auf den Grund, wenn sich Ihre Fingernägel plötzlich verändern! Denn hinter solchen Veränderungen können sich Mangelerscheinungen oder Krankheiten verbergen.

Entzündungen des Nagelbetts

Als Hauptverursacher von Nagelbettentzündungen, die zu Schwellung und Rötung des Nagelbetts führen, gelten Pilze und Bakterien. Auf keinen Fall sollte man solche Infektionen bagatellisieren, denn im Fall einer Nichtbehandlung kann es zur Vereiterung und schließlich sogar zum Ausfall des betroffenen Nagels kommen! Wer eine Nagelbettentzündung mit einer Teebaumöltherapie behandeln möchte, für den ist es von sekundärer Bedeutung, ob die Erkrankung durch Bakterien oder durch Pilze herbeigeführt wurde – denn er kann davon ausgehen, dass das Öl der Melaleuca alternifolia wegen seiner antibakteriellen und fungiziden (pilzbekämpfenden) Eigenschaften in jedem Fall wirken wird. Neben dem Nagelbad mit Teebaumöl (das man auf die gleiche Weise zubereitet wie das Teebaumölhandbad, siehe linke Seite) bietet sich zur Linderung der Beschwerden insbesondere die direkte Anwendung von Teebaumöl an: Massieren Sie etwa 3 bis 4 Wochen lang 2- bis 3-mal täglich die betroffenen Stellen sanft mit einigen Tropfen unverdünntem Teebaumöl. Diese Maßnahme stärkt auch brüchige Nägel – vorausgesetzt, Sie wenden sie regelmäßig über einen längeren Zeitraum an.

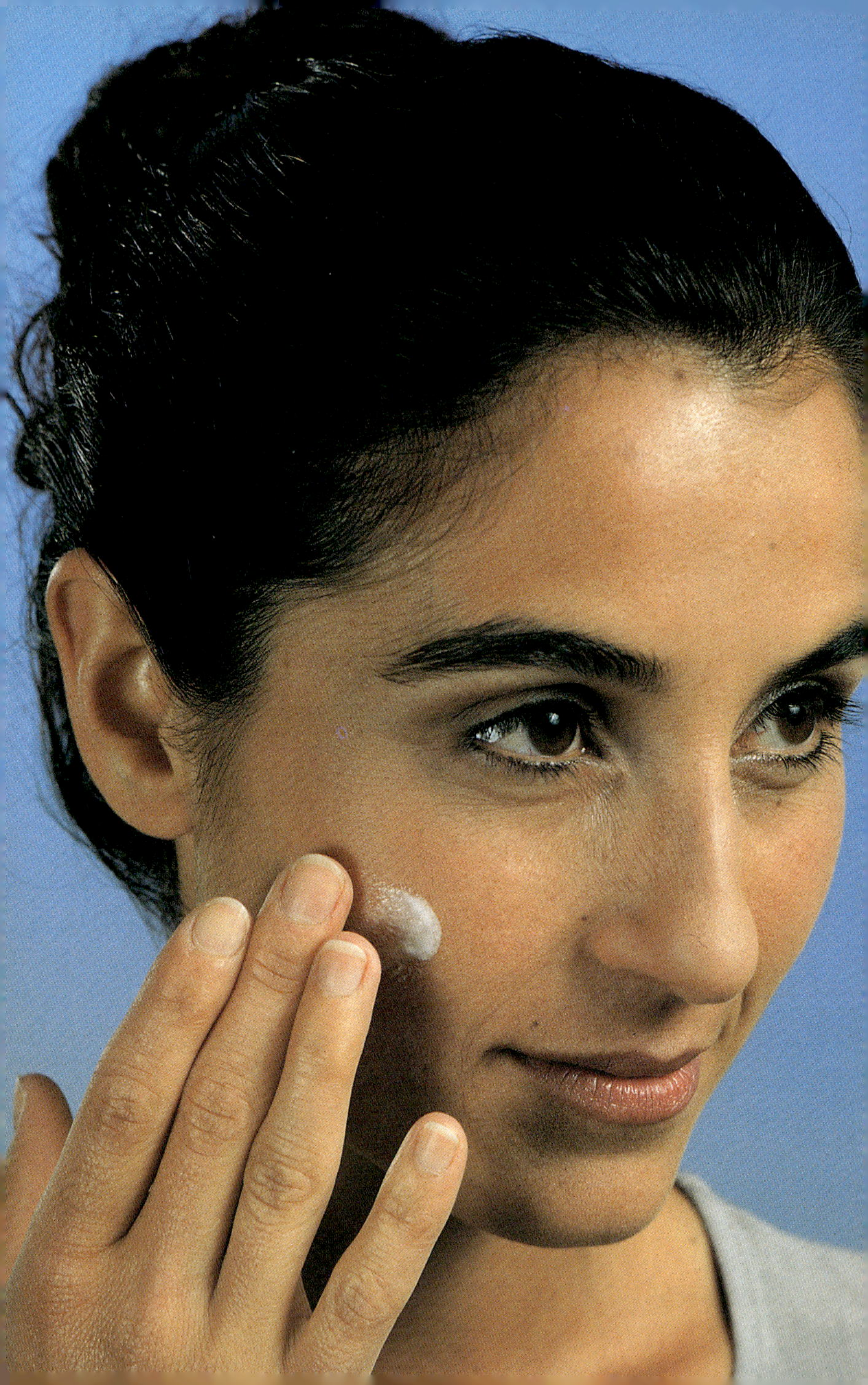

Schöne und gesunde Haut mit Teebaumöl

Aufgrund seines hohen Terpinen-4-ol-Anteils vermag Teebaumöl bei Hauterkrankungen und -verletzungen besonders wertvolle Dienste zu leisten. Denn Terpinen-4-ol wirkt insbesondere bei Hautproblemen infektionshemmend und beruhigend. Zugleich fördert es die Heilung entzündlicher Prozesse. Leider kann die Therapie von Hauterkrankungen sehr langwierig sein. Wenn Sie Teebaumöl längere Zeit konsequent anwenden, dann besteht jedoch die echte Chance, nicht nur akute, sondern auch chronische Hautkrankheiten zu überwinden.

Kosmetika oder Arzneien?

Ob normale, trockene, empfindliche, fettige oder Mischhaut – jede Haut braucht ihre ganz spezielle Pflege. Nicht immer stimmt die Hautbeschaffenheit von Gesicht und Körper überein. In der Regel sind jedoch Probleme der Gesichtshaut wie extreme Trockenheit, Empfindlichkeit oder eine Überproduktion der Talgdrüsen auch am übrigen Körper spür- und sichtbar.

Die Kosmetikindustrie versucht, den verschiedensten Wünschen und Bedürfnissen ihrer Käufer mit einer breiten Palette an Pflegemitteln gerecht zu werden, die genauestens auf die einzelnen Hauttypen abgestimmt sind. Allerdings hat sich herausgestellt, dass extreme Hautprobleme, wie z. B. Akne oder allergische Reaktionen, nur in den seltensten Fällen mit kosmetischen Pflegeprodukten effektiv therapiert werden können.

Welche Ursachen dafür verantwortlich sind, dass manche Menschen ihr Leben lang unter Akne leiden, ist bis heute nicht befriedigend geklärt. Erbfaktoren könnten eine Rolle spielen.

Bei der Beantwortung der Frage, ob bei einem bestimmten Hautproblem ein kosmetisches Pflegeprodukt helfen kann oder ob es eines Medikaments bedarf, sollte man sich vor Augen halten, dass die Grenzen zwischen einer (durch Veranlagung oder durch Umwelteinflüsse) stark beanspruchten Haut und einer krankhaften Hautveränderung fließend sind. Nur Ihr Hautarzt kann mit Hilfe einer gründlichen Untersuchung feststellen, ob es sich bei akuten oder chronischen Hautproblemen um ernsthafte Erkrankungen handelt, die nach einer medikamentösen Behandlung verlangen.

Es gibt zahlreiche Bücher mit Rezeptanleitungen für selbst gemachte Kosmetikprodukte. Im Südwest Verlag ist von Rita Stiens der Ratgeber »Naturkosmetik – das Praxisbuch« erschienen.

Kosmetika selbst gemacht

Wir leben in einer Zeit, in der die Menschen bewusster, gesünder und nicht zuletzt preisorientierter leben als früher. Es ist also kein Wunder, dass das Interesse an selbst gemachten Kosmetikpräparaten in den letzten Jahren mehr und mehr zugenommen hat. Abgesehen davon, dass die Selbstherstellung von kosmetischen Substanzen meistens kostengünstiger ist, besteht der größte Vorteil wohl darin, dass man ganz genau weiß, welche Inhaltsstoffe das Präparat hat. Man geht somit keinerlei Risiko ein, ein Mittel anzuwenden, das eventuell Stoffe enthält, die Unverträglichkeiten hervorrufen, wie etwa Konservierungsstoffe.

Teebaumölhaltiges Parfüm

Ein klassisches Parfüm ist eine Kreation aus verschiedenen ätherischen Ölen, die sich zu einer einzigen Duftnote zusammensetzen. Schon allein deshalb spricht nichts dagegen, auf reines Teebaumöl als Bestandteil eines wohlduftenden Parfüms zurückzugreifen: In Verbindung etwa mit Jasmin-, Rosenblüten- und Mandarinenöl entsteht ein angenehmer, wohltuender Duft, der nicht zu süß und nicht zu herb ist.

Die verschiedenen Hauttypen

- **Normale Haut:** Die Haut sieht frisch aus, spannt nicht und ist eher kleinporig. Die Nase kann möglicherweise von einigen Mitessern betroffen sein.
- **Fettig-trockene Haut:** Manchmal sieht die Haut pergamentartig oder fahl aus. Starke Spannungsgefühle und Juckreiz verursachen großes Unbehagen, wenn das Gesicht nicht ausreichend eingecremt ist. Außerdem kann sich die Haut an Wangen, Stirn, Nase oder um den Mund herum schuppen. Wenige oder gar keine Mitesser sind zu sehen.
- **Feucht-trockene Haut:** Die Wangenhaut kann gräulich oder fahl aussehen, wohingegen Stirn, Nase und Kinn glänzen. Leichtes Spannungsgefühl im ganzen Gesicht sowie vermehrte Mitesser auf Nase, Kinn und Stirn sind typische Kennzeichen dieses Hauttyps.
- **Mischhaut:** Eher glänzend wirkt die gesamte Gesichtshaut. Starke Mitesserbildung auf Stirn, Nase und Kinn ist sichtbar. Auf der Wangenpartie spannt die Haut, sie fühlt sich trocken an und kann zu Hautunreinheiten und Pickeln neigen.
- **Fette oder unreine Haut:** Die Gesichtshaut glänzt und sieht ölig aus. Die Haut fühlt sich rutschig an und hinterlässt fettige Rückstände an den Fingern. Auffällig sind die starke Mitesserbildung, die über das ganze Gesicht verteilt ist, eine extreme Neigung zu Pickeln und Pusteln sowie ein großporiges Hautbild.
- **Empfindliche Haut:** Oft sieht die Haut gerötet, fleckig und schuppig aus. Ein starkes Spannungsgefühl wird von roten Flecken, ziemlich trockenen Hautpartien und verstärkter Schuppenbildung begleitet.

Wenn Sie bei der Diagnose Ihres Hauttyps unsicher sind, dann lassen Sie diese am besten von einem Dermatologen oder einer staatlich geprüften Kosmetikerin durchführen!

Kampf gegen Pickel und Akne

Vor allem Jugendliche im Alter von 12 bis 20 Jahren leiden unter Akne, doch sind davon auch Personen über 20 betroffen – insgesamt etwa 4,5 Millionen Menschen in Deutschland. Akne (Acne vulgaris) ist ein chronisches Hautleiden, bei dem die Haarfollikel durch Talg verstopft werden.

In schweren Fällen bilden sich Abszesse, die meist mit Vernarbung einhergehen. Neben dem Gesicht können auch andere Körperstellen, z. B. der Rücken, von Akne in Mitleidenschaft gezogen werden. Die Entstehung von roten Aknepusteln ist häufig eine Folge von hormonellen Störungen. Man nimmt an, dass hierbei die vermehrte Bildung des Hormons Testosteron während der Pubertät eine wichtige Rolle spielt.

Die meisten Medikamente gegen schwere Akne sind aufgrund ihrer Nebenwirkungen umstritten. Die Einnahme einer Antibabypille hat sich bei Frauen bewährt, die stark unter Akne leiden.

Quetschen ist schädlich

Ist es schon lästig genug, sich durch die Pickel selbst entstellt zu fühlen, so kommt noch hinzu, dass Akne zu Narben führen kann – wenn man die Pickel unsachgemäß behandelt oder sie aufkratzt, wodurch man das Gewebe verletzt.

Überhaupt ist generell davon abzuraten, Pickel selbst auszudrücken. Nur in Einzelfällen empfiehlt es sich, sie eigenhändig zu entfernen, indem man sie vorsichtig ausquetscht – aber nur, wenn sie sehr leicht aufgehen und nachdem man vorher heiße Kompressen auf die betroffene Stelle aufgelegt hat.

Reinigung und Pflege – das A und O bei Akne

Die intensive Reinigung und Pflege der betroffenen Hautpartien mit desinfizierenden Substanzen sind entscheidend für die nachhaltige Bekämpfung von Akne.

Auch Sonnenbestrahlung kann – in Maßen – hilfreich sein. Make-up sollte möglichst vermieden werden.
Nicht nur bei Akne, sondern auch bei allen anderen immer wiederkehrenden Pickeln und Pusteln sowie bei Hautunreinheiten wie Mitessern hat sich der Einsatz von Teebaumöl bestens bewährt. Dies liegt nicht zuletzt daran, dass es, verglichen mit anderen Präparaten, den Vorteil hat, die Entzündung zu desinfizieren und den Heilungsprozess zu beschleunigen, ohne dass Nebenwirkungen befürchtet werden müssen.

Durch unsachgemäßes Herumdrücken an Pickeln kann man entzündungsaktive Fettsäuren, die im Talg enthalten sind, in die umgebende Haut pressen. Die Folge: Der Pickel entzündet sich noch mehr, es bilden sich neue Pickel, und Narben können entstehen.

Akne, Pusteln und Pickel – die besten Tipps

Direkte Anwendung: Geben Sie einige Tropfen reines Teebaumöl auf einen Wattebausch, und betupfen Sie 3- bis 4-mal pro Tag die Pickel.
Reinigung: Mischen Sie 3 bis 4 Tropfen unverdünntes Teebaumöl in etwas warmes Wasser, und waschen Sie Ihr Gesicht damit. Die zweite Möglichkeit ist, dass Sie auch Ihrer Reinigungslotion etwas Teebaumöl hinzufügen. Mittlerweile gibt es auch hierzulande Teebaumölseife, die in Apotheken und Reformhäusern erhältlich ist. Sie können sich auch damit – dritte Möglichkeit – das Gesicht waschen.
Gesichtswasser: Vermengen Sie 25 Tropfen reines Teebaumöl mit 100 Milliliter destilliertem Wasser. Füllen Sie die Flüssigkeit in eine dunkle Flasche, die Sie vor Gebrauch stets gut durchschütteln. Geben Sie morgens und abends nach der Reinigung ein paar Tropfen davon auf einen Wattebausch, und reiben Sie damit das Gesicht und andere betroffene Stellen behutsam ab.
Salbe: Tragen Sie morgens und abends eine teebaumölhaltige Salbe auf die betroffenen Stellen auf.
Creme: Geben Sie etwas Teebaumöl in Ihre Gesichtscreme (4 Tropfen Teebaumöl auf 1 Teelöffel Creme).

Bürstenmassage mit Teebaumöl

Zusätzlich bietet das Teebaumöl zwei weitere Möglichkeiten, gegen Akne, Pickel und Pusteln vorzugehen: die Bürstenmassage und das Dampfbad. Bewährt hat sich die Bürstenmassage u. a. durch ihre anregende Wirkung auf die Durchblutung.

Anwendung: *Träufeln Sie ein paar Tropfen reines Teebaumöl auf eine nicht zu harte Bürste, und massieren Sie sanft Ihr Gesicht damit (etwa 5 Minuten lang). Hinterher reinigen Sie die Bürste gründlich.*

Gesichsdampfbad gegen Akne

Wenn die Pickel entzündet sind oder eitern, ist eine Bürstenmassage nicht angezeigt. Auch mit Hilfe eines Dampfbads lässt sich gegen Hautprobleme vorgehen.

Anwendung: *Nehmen Sie 3- bis 4-mal wöchentlich ein Gesichtsdampfbad, dem Sie 3 bis 4 Tropfen Teebaumöl zusetzen. Legen Sie dafür ein großes Handtuch über Ihren Kopf und die Schüssel mit dem dampfend heißen Wasser, und lassen Sie den Dampf mindestens 10 Minuten lang einwirken. Sollte Ihr Gesäß von Aknepusteln betroffen sein, dann empfiehlt sich ein Sitzbad, für das Sie 6 bis 8 Tropfen unverdünntes Teebaumöl in das warme Wasser geben.*

Sollten Sie von Abszessen oder Furunkeln heimgesucht werden, dann empfiehlt es sich, einmal ausgiebig zu relaxen. So geben Sie den Abwehrkräften Ihres Körpers eine Chance, mit den Krankheitserregern selbst fertig zu werden.

Abszesse und Furunkel

Abszesse werden meist durch Bakterien (etwa Staphylokokken) verursacht. Doch können auch Pilze einen Abszess hervorrufen. Abszesse treten häufig auf, wenn das Abwehrsystem des Körpers bereits durch Krankheiten oder auch seelische Dauerbelastungen geschwächt bzw. gestört ist. Zudem lösen möglicherweise hormonelle Umstellungen, wie z. B. während der Pubertät, der Schwangerschaft oder den Wechseljahren, eine plötzliche Neigung zu Hautveränderungen und Abszessen aus. Probleme dieser Art vergehen meist, wenn sich der Hormonhaushalt wieder normalisiert hat.

Ein Gerstenkorn, also einen Furunkel am Augenlid, sollten Sie im Gegensatz zu anderen Furunkeln nie mit reinem Teebaumöl behandeln! Stattdessen helfen heiße Umschläge und Rotlichtbestrahlung.

Hautentzündungen ernst nehmen

Grundsätzlich sollte man alle unvermittelt auftretenden entzündlichen Prozesse der Haut als Warnsignale verstehen. So können sie wertvolle Hinweise auf bis dahin nicht erkannte krankhafte Störungen sein. Wenn Sie häufig unter Abszessen, Furunkeln oder Karbunkeln leiden, sollten Sie sich deshalb von Ihrem Arzt gründlich untersuchen lassen, um möglichen Erkrankungen auf die Spur zu kommen.

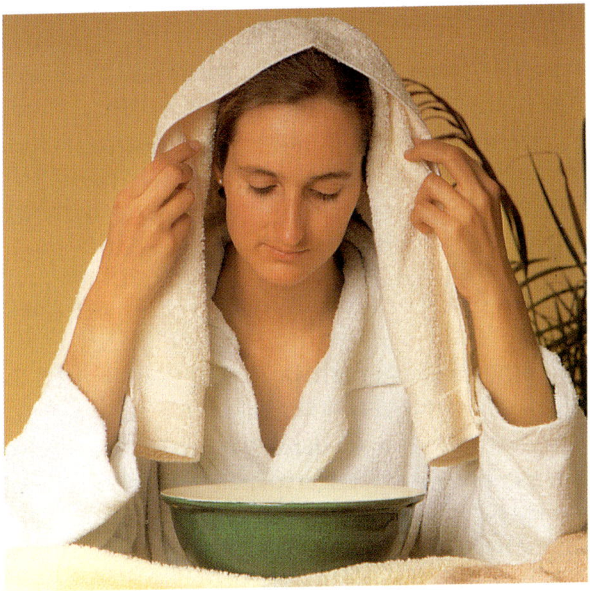

Wie die Inhalation ist auch das Gesichtsdampfbad ein bewährtes Hausmittel.

Furunkel und Karbunkel – was ist der Unterschied?

Von Furunkeln spricht man, wenn sich der Haarbalg entzündet hat. Bildet sich großflächig Eiter, so ist von Karbunkeln die Rede. Furunkel entstehen ausschließlich an Haaransätzen und zwar häufig dort, wo man schwitzt oder die Haut durch Reibung sehr beansprucht wird, also beispielsweise an Genick, Gesäß, Achselhöhlen und den Innenflächen der Oberschenkel. Wie bei der Neigung zu Abszessen spielt auch hier die Stabilität des Immunsystems eine große Rolle: Wenn die Abwehrkräfte geschwächt sind, kann es zur vermehrten Bildung von Furunkeln kommen. Normalerweise benötigen Furunkel ungefähr zwei Wochen, um zu reifen. Dann gehen sie auf, und der infektiöse Eiter kann abfließen.

Der Volksmund bezeichnete früher einen Furunkel als Eiterbeule. Die hygienischen Bedingungen trugen dazu bei, dass die Ansteckungsgefahr ungleich höher war als heute.

Vorsicht vor Übertragung von Bakterien

Die Bakterien aus Furunkeln können durch Kontakt mit den Händen unter Umständen in die Nahrung gelangen. Dort können sie sich ausbreiten und zu Lebensmittelvergiftungen führen. Wer an Furunkeln leidet und Speisen zubereitet, sollte sich also vorher immer gründlich die Hände waschen!

Besonders bei offenen, also aufgebrochenen Furunkeln sollten Sie weitere Vorsichtsmaßnahmen beachten, um nicht andere Stellen Ihres Körpers bzw. Menschen, mit denen Sie in näherem Kontakt stehen, zu infizieren. Waschen Sie unbedingt sämtliche Kleidungsstücke, Bettwäsche, Handtücher und Waschlappen separat.

Was den Furunkel selbst betrifft: Behandeln Sie ihn regelmäßig mit einem Antiseptikum, also z. B. mit reinem Teebaumöl. Zudem eignet sich Teebaumöl als Badezusatz, um alle Keime in der Badewanne abzutöten.

So stabilisieren Sie Ihr Immunsystem

Je stärker die Abwehrkräfte des Organismus sind, desto geringer ist die Wahrscheinlichkeit, an Furunkeln zu erkranken. Stabilisieren Sie also Ihr Abwehrsystem, indem Sie auf eine ausreichende Vitamin-C-Versorgung achten. Hauptlieferanten von Vitamin C sind Zitrusfrüchte, Schwarze Johannisbeeren, Kiwis, Paprika, Rosenkohl und Fenchel. Auch Sonnenhutpräparate (Echinacea) stärken die Abwehrkräfte.

Ein Arztbesuch empfiehlt sich, wenn Furunkel im Gesicht auftreten, wenn Sie immer wieder unter Furunkeln leiden, wenn Furunkel von Fieber begleitet werden oder nach zwei Wochen noch nicht abgeheilt sind.

Kompressen gegen Abszesse und Furunkel

Sie können das Reifen von Furunkeln und Abszessen beschleunigen, indem Sie die betroffenen Hautstellen mit Hilfe von heißen und feuchten Umschlägen behandeln, die Sie alle paar Stunden wechseln sollten. Tritt nach zwei Wochen keine deutliche Besserung ein, dann empfiehlt es sich, den Arzt zu konsultieren.

Anwendung: *Für die Kompresse wringen Sie einen Waschlappen in warmem Wasser aus und beträufeln ihn mit einigen Tropfen Teebaumöl. Dann legen Sie den Lappen auf den Furunkel oder Abszess und lassen ihn so lange darauf, bis er merklich abzukühlen beginnt. Diesen Vorgang sollten Sie mehrmals täglich wiederholen. Wenn die betroffene Stelle sehr stark schmerzt, empfiehlt es sich, eine Mullbinde mit Teebaumöl zu benetzen und sie danach um den Infektionsherd zu wickeln. Entfernen Sie die Mullbinde aber erst nach 12 Stunden!*

Warme Packungen mit Heilerde und Teebaumöl

Bei der Selbstbehandlung von Abszessen und Furunkeln haben sich auch warme Packungen bewährt.

Anwendung: *Vermischen Sie dafür ein wenig Heilerde (in Apotheken erhältlich) mit ein paar Tropfen Teebaumöl,*

und tragen Sie die Packung auf die geplagte Hautstelle auf. Lassen Sie die Mischung ca. 30 Minuten einziehen. Zum Abspülen nehmen Sie warmes Wasser.
Schließlich kann man einem Furunkel oder Abszess mittels Teebaumöl auch noch auf folgende Weise die Hölle heiß machen: Tragen Sie 3- bis 5-mal pro Tag unverdünntes Teebaumöl mit einem Wattebausch auf. Auch wenn der Abszess bzw. Furunkel aufgeplatzt ist und abzuheilen beginnt, sollten Sie den Vorgang morgens und abends wiederholen, damit der Heilungsprozess schneller in Gang kommt!

Eine Ansteckung mit Herpes genitalis erfolgt fast ausschließlich durch Geschlechtsverkehr. Beim Lippenherpes genügt schon ein Händedruck, um angesteckt zu werden.

Teebaumöl bei Herpesinfektionen

Während Abszesse oder Furunkel beinahe ausschließlich durch Bakterien verursacht werden, ist die als Herpes bezeichnete Erkrankung bestimmter Hautstellen oder Schleimhäute auf Viren zurückzuführen. Für den so genannten Lippenherpes sind die Herpes-simplex-Viren vom Typ 1 verantwortlich. Diese Virusinfektion äußert sich durch einen immer wiederkehrenden, juckenden und nässenden Bläschenausschlag insbesondere an den Lippen und der Mundschleimhaut.

Nicht nur an den Lippen

Es können sich auch an anderen Gesichtspartien (Kinn, Augen, Nase, Nasenhöhlen) Herpesbläschen bilden. Herpes vom Typ 1 löst neben den linsen- bis bohnengroßen Infektionsherden manchmal auch ein allgemeines Krankheitsgefühl aus. Dem Herpes-simplex-Virus Typ 1 sehr nahe verwandt ist der Typ 2: Er verursacht den Herpes der Unterleibsorgane, den so genannten Genitalherpes (Herpes genitalis).

So beugt man Herpesinfektionen vor

Wer des Öfteren unter Genitalherpes leidet, der sollte sich auch um eine gesündere Lebensweise und eine ausgewogene Ernährung bemühen. Achten Sie vor allem

TEEBAUMÖL BEI HERPES

Anwendungen bei Lippenherpes

- **Direkte Anwendung:** Tragen Sie mit einem Wattebausch reines Teebaumöl mehrmals täglich auf die betroffene Stelle auf.
- **Lotion:** Mischen Sie 6 Tropfen Teebaumöl mit 1 Teelöffel 50-prozentigem Alkohol. Tragen Sie die Mixtur auf die betroffene Stelle auf. Wiederholen Sie diesen Vorgang 3- bis 4-mal täglich so lange, bis die Symptome verschwunden sind.

Anwendungen bei Genitalherpes

- **Lotion:** Mixen Sie 5 Tropfen Teebaumöl mit 1 Esslöffel Oliven-, Mandel-, Jojoba- oder Avocadoöl. Tragen Sie die Mixtur mehrmals täglich mit einem Wattebausch direkt auf die betroffene Stelle auf.
- **Spülung:** Mischen Sie 30 Tropfen Teebaumöl mit 1 Liter warmem Wasser. Durch die Spülung wird der Juckreiz gelindert und einer Ausbreitung der Infektion vorgebeugt.
- **Sitzbad:** Füllen Sie eine Schüssel oder eine Sitzbadewanne mit warmem Wasser, in das Sie 6 bis 8 Tropfen Teebaumöl geben. Das Sitzbad sollte aber nicht länger als 10 Minuten dauern, damit die Bläschen nicht aufweichen.
- **Vollbad:** Geben Sie 8 bis 10 Tropfen Teebaumöl ins warme Badewasser. Badezeit: maximal 10 Minuten.

Insbesondere bei Frauen kann sich Herpes genitalis auch auf den Bauch, die Oberschenkelinnenseiten, den Damm sowie den After erstrecken.

auf eine ballast- und nährstoffreiche Kost! des Weiteren empfiehlt es sich, mit Hilfe von Entspannungstechniken (Yoga, autogenes Training) vielfältige Belastungen auszugleichen. Und vor allem: Sorgen Sie für ein intaktes Immunsystem!

Frauen sind von Krampfadern weitaus häufiger betroffen als Männer. So bekommen sie oftmals während einer Schwangerschaft Krampfadern, die sich nach der Geburt des Kindes allerdings meist wieder zurückbilden.

Teebaumöl gegen Krampfadern

Mit Krampfadern bezeichnet man erweiterte, geschlängelte, bläulich schimmernde Venen, die sichtbar durch das Hautgewebe durchscheinen. Sie sind manchmal begleitet von einer Schwellung des Gewebes, Juckreiz oder Ausschlag und deuten auf eine Venenschwäche bzw. -schädigung hin. Obwohl Krampfadern so gut wie überall im Körper auftreten können, kommen sie doch am häufigsten in den Beinen vor.

Frühzeitig behandeln

Sehr wichtig ist eine rechtzeitige Behandlung, um einem Fortschreiten der Krankheit vorzubeugen. Denn abgesehen von starken Schmerzen kann es bei einer nicht therapierten Venenschwäche zu Ekzemen, Ödemen, Thrombosen, ja sogar zu einem Absterben des Gewebes bei einem Krampfader- oder Unterschenkelgeschwür kommen. Als wichtigste Ursachen sind Bewegungsmangel, Übergewicht und einseitige Ernährung zu nennen.

Mit Teebaumöl gegen Krampfadern

Neben der täglichen Anwendung eines Massageöls (100 Milliliter Oliven-, Mandel- oder Avocadoöl plus 50 Tropfen reines Teebaumöl), einer Crememixtur (Mischungsverhältnis: 20 Tropfen Teebaumöl auf 1 Esslöffel Feuchtigkeitscreme) sowie Waschungen mit destillier-

tem Wasser, dem einige Tropfen Teebaumöl beigemengt werden (morgens und abends), empfiehlt sich besonders der Teebaumöleinsatz in Form von Kompressen.
Anwendung: *Decken Sie die betroffenen Stellen mit einer Mullkompresse ab, die Sie mit einer Mischung aus 5 Tropfen Teebaumöl und 1 Esslöffel Olivenöl getränkt haben. Sie sollten die Kompresse am besten über Nacht, mindestens jedoch 6 Stunden wirken lassen.*

Besondere Vorsicht ist geboten, wenn Krampfadern bzw. Unterschenkelgeschwüre zu bluten anfangen! In einem solchen Fall führt kein Weg am Arztbesuch vorbei.

Venengymnastik

Seit geraumer Zeit hat sich eine weitere Waffe im Kampf gegen Krampfadern bewährt: die Venengymnastik. Diese Form der Gymnastik sollte man wenigstens ein- bis zweimal in der Woche durchführen. Es ist ratsam, zunächst entsprechende Kurse zu besuchen, um die verschiedenen Übungen einzustudieren – damit man dann allein zu Hause alles richtig macht. Übrigens hat das Teebaumöl auch in Verbindung mit Venengymnastik seine heilsame Wirkung unter Beweis gestellt: Es empfiehlt sich, vor bzw. nach den Übungen die Beine mit teebaumölangereichertem Massageöl einzureiben.

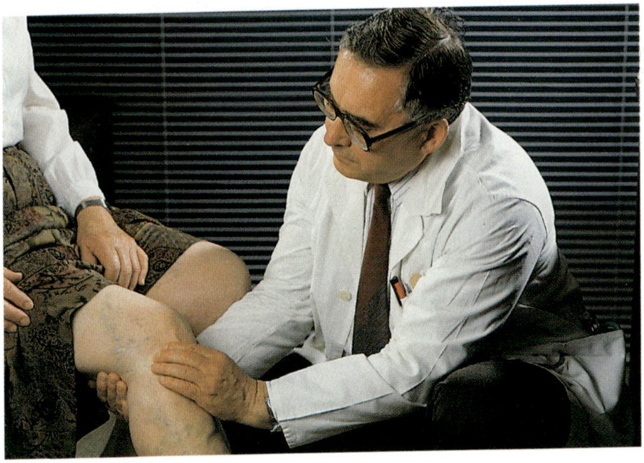

Krampfadern sind ein Problem vieler Frauen. Massagen mit Teebaumöl können lindernd wirken – wenn sie rechtzeitig angewandt werden.

Damit Ihre Haut lange jung bleibt …

Um es gleich vorweg zu sagen: Auch das australische Wunderöl ist nicht in der Lage, die biologischen Prozesse zu stoppen oder zu verändern, die den natürlichen Alterungsvorgang herbeiführen. Auch sollte man sich darüber im Klaren sein, dass eine falsche, d.h. ungesunde Lebensweise bzw. einseitige Ernährung nicht nur die ungeliebten altersbedingten Veränderungen beschleunigt, sondern auch die heilsamen Wirkungen des Teebaumöls zunichte machen kann.

Nehmen Sie genug Vitamin C und E zu sich: Als Antioxidanzien fangen sie freie Radikale, die wesentliche Verursacher des vorzeitigen Alterns sind.

Den Alterungsprozess der Haut verzögern

Als Bestandteil einer geeigneten Trägersubstanz oder direkt angewendet ist Teebaumöl für die tägliche Pflege und Hygiene besonders empfehlenswert, da es zu Gesundheit und allgemeinem Wohlbefinden, zur inneren sowie zur äußeren Vitalität und zur körperlichen Schönheit entscheidend beitragen kann. Darüber hinaus unterstützt Teebaumöl eine gut funktionierende Durchblutung und löst sowohl Schmutzpartikelchen als auch Eiter auf.

Teebaumöl – vielfältig anwendbar

Es gibt kein anderes ätherisches Öl, das so viele verschiedene Anwendungsmöglichkeiten bietet wie das Öl der Melaleuca alternifolia. Ob Teebaumölseife, die einen sanften, aber wirkungsvollen Schutz gegenüber bakteriell bedingten Krankheiten bietet, spezielle Pflegecremes und -lotionen für Gesicht und Körper, ob teebaumölhaltige Deodorants, Mundwässer für die tägliche Mundpflege oder auch Zahncremes – Teebaumöl erweist sich in allen Fällen als Tausendsassa unter den natürlichen Heilsubstanzen.

Teebaumöl stärkt die Abwehrkräfte

Als unsere wichtigste Schutzeinrichtung versetzt uns ein intaktes Immunsystem in die Lage, praktisch alle Gesundheitsrisiken erfolgreich abzuwehren. Zugleich werden bereits bestehende Krankheiten von den körpereigenen Abwehrkräften bekämpft, und der Heilungsprozess wird eingeleitet. Wer immer wieder krank ist, sollte deshalb unbedingt etwas für die Stärkung seines Abwehrsystems tun.

Man weiß heute, dass auch das psychische Wohlbefinden entscheidend zur Stabilität des Immunsystems beiträgt.

Die Rohkostkur

Eine ausgewogene Ernährung ist der erste Schritt zur langfristigen Stabilisierung der Widerstandskräfte, weil der Organismus für die komplizierten Stoffwechselvorgänge ausreichend Vitamine und andere Nährstoffe benötigt. Diese Biostoffe erhält er in idealer Zusammensetzung durch frisches Obst und Gemüse. Um die Abwehrkräfte zu steigern, empfiehlt sich eine Kurzkur mit Rohkost, die drei bis sieben Tage dauern sollte. Für diese Kur eignen sich ebenso feste Rohkost wie Rohkostsäfte. Besonders wichtig ist eine ausreichende Flüssigkeitsaufnahme: mindestens drei Liter täglich!

Teebaumöl für die Abwehrkräfte

Neben dem Vollbad (8 bis 10 Tropfen reines Teebaumöl ins Badewasser) und der Aromatherapie ist die Massage mit einer Teebaumölmischung zur Stärkung unseres Immunsystems besonders geeignet.

Anwendung: *Massieren Sie 1- bis 2-mal wöchentlich Ihren ganzen Körper mit einem Massageöl auf der Basis von Oliven-, Mandel- oder Avocadoöl, dem Sie Teebaumöl beigemischt haben: 40 bis 50 Tropfen Teebaumöl auf etwa 100 Milliliter Pflanzenöl.*

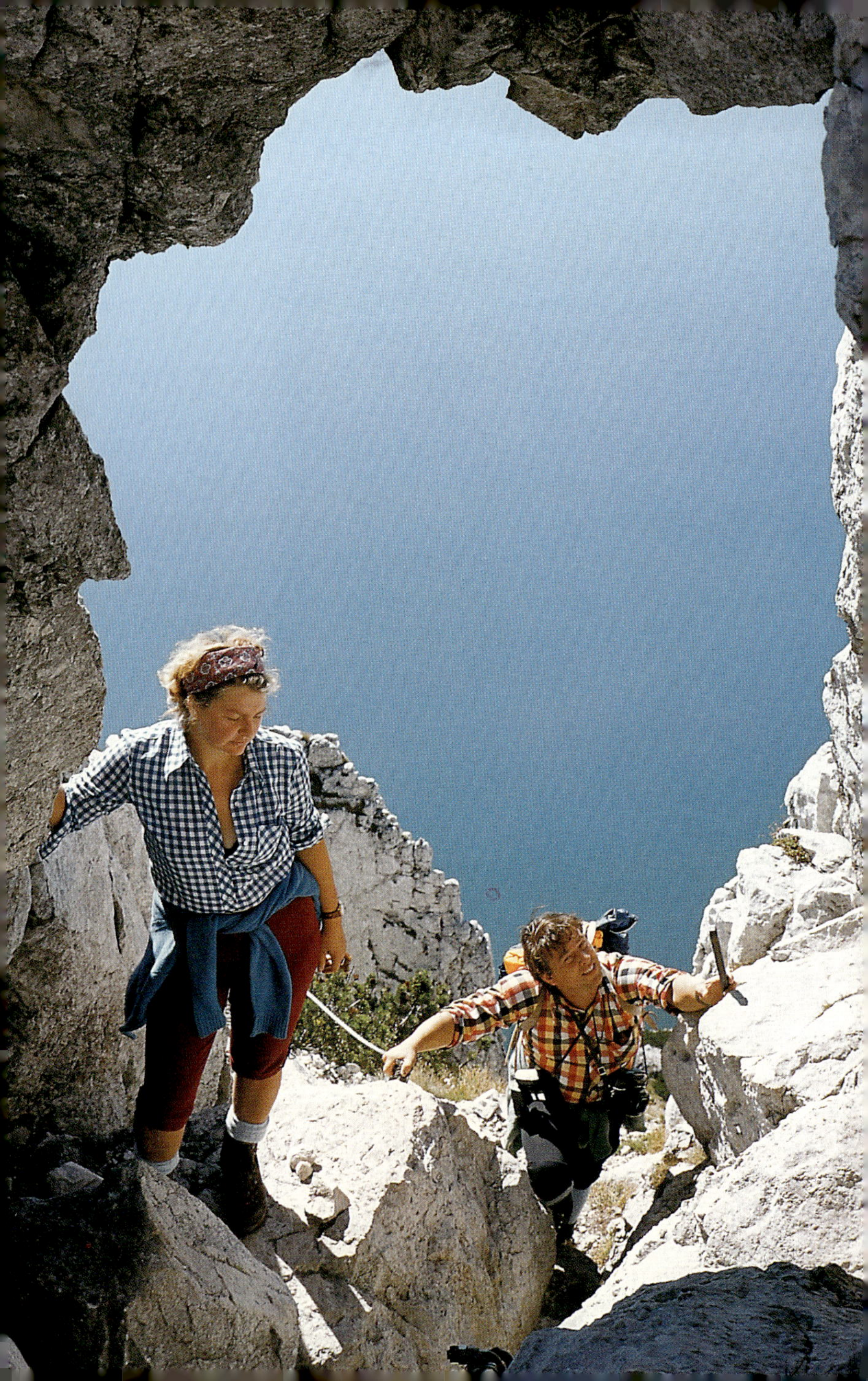

Erste Hilfe mit Teebaumöl

Bereits im Zusammenhang mit Erkältungskrankheiten und Hautproblemen wurde deutlich, dass eine der hervorragendsten Eigenschaften von Teebaumöl seine Tiefenwirkung ist. Es vermag tief ins das Gewebe einzudringen, wodurch es weitaus wirksamer als viele andere Heilsubstanzen ist, deren Wirkung lediglich auf die Oberfläche beschränkt bleibt. Diese Fähigkeit des Teebaumöls kommt nicht zuletzt auch der Sportmedizin zugute: So hat sich das ätherische Öl als therapeutisches Mittel bei einer Reihe typischer Sportverletzungen bewährt. Aber auch offene Wunden heilen rasch, falls sie mit Teebaumöl behandelt werden.

Sportler schätzen Teebaumöl

So wohltuend körperliche Aktivitäten für den gesamten Körper auch sind – bedauerlicherweise gibt es beim Sport eine Unzahl von Möglichkeiten, sich Verletzungen zuzuziehen. So gehören Schürfwunden, Prellungen und Quetschungen, Verstauchungen, Muskel- und Sehnenzerrungen zu den häufigsten Blessuren. Auch der Muskelkater ist eine höchst lästige, allerdings vollkommen harmlose Begleiterscheinung des Fitnesstrainings, zumal, wenn Sie sich nur ab und zu einmal körperlich betätigen. Als Erste-Hilfe-Maßnahme eignet sich die Behandlung mit Teebaumöl deshalb so hervorragend, weil dieses ätherische Öl wie kein anderes Naturheilmittel Wunden und Verletzungen lindert und heilt. Zur

Bei Quetschungen und Prellungen helfen Quarkwickel. Tragen Sie den Quark 1 Zentimeter dick auf die betroffene Stelle auf, und wickeln Sie Tücher darum. 2 Stunden einwirken lassen!

Vermeidung von Muskelkater gilt: Kräftigen Sie Ihre Muskeln, indem Sie regelmäßig Sport treiben, ohne sich dabei zu überanstrengen. Hierbei bieten sich sanfte Sportarten wie Schwimmen oder Rad fahren an.

Blutergüsse und Prellungen

Ein probates Mittel gegen Muskelkater ist Bewegung. Lassen Sie sich nicht davon abschrecken, dass die ersten Minuten ziemlich schmerzhaft sein können!

Auch wenn Blutergüsse (Hämatome) – je nach Größe, Schwellung und Verfärbung – bisweilen ziemlich gefährlich aussehen, so sind sie doch eher harmlos. Blutergüsse oder blaue Flecken werden meistens durch Gewalteinwirkung von außen, etwa durch Stöße oder Schläge, verursacht. Der Bluterguss zeigt eine Blutung unterhalb des Hautgewebes an; unter Umständen wird er erst nach einigen Stunden oder auch Tagen sichtbar, was darauf hinweist, dass die Verletzung sehr tief unten im Gewebe stattgefunden hat. Blutergüsse können äußerst schmerzhaft sein und den normalen Bewegungsablauf stark be-

Anwendungen bei Muskelkater

- **Direkte Anwendung**
  Bei starken Beschwerden massieren Sie ein paar Tropfen Teebaumöl in die schmerzenden Muskelpartien ein. Wiederholen Sie die Massage etwa alle 5 Stunden.
- **Massage**
  Vermengen Sie 100 Milliliter Oliven-, Avocado- oder Mandelöl mit 20 Tropfen Teebaumöl. Füllen Sie die Mixtur in eine dunkle Flasche ab, und schütteln Sie diese immer vor Gebrauch. Nach Bedarf massieren Sie mit dem Massageöl die schmerzenden Muskeln.
- **Vollbad**
  Mischen Sie 8 bis 10 Tropfen reines Teebaumöl in das warme Badewasser. Entspannen Sie sich darin – mindestens 10 Minuten.

einträchtigen. Bis sich die bläuliche bzw. später gelblich grünliche Verfärbung sowie die Schwellung zurückbilden, können mehrere Wochen vergehen. Da Teebaumöl das Zellgewebe heilen kann, ist es zur Behandlung von Blutergüssen, von Prellungen und Quetschungen geradezu prädestiniert.

Anwendung: *Bei der Behandlung derartiger Verletzungen mit Teebaumöl bieten sich 2 Anwendungsarten an. Zum einen können Sie es direkt anwenden, indem Sie auf die verletzte Stelle einige Tropfen Teebaumöl mit den Fingern oder mit einem Wattebausch auftragen. Diese Maßnahme sollten Sie in den ersten beiden Tagen, nachdem Sie verletzt wurden, ungefähr alle 6 bis 8 Stunden wiederholen.*

Als zweite Anwendungsform empfehlen sich Kompressen mit Teebaumöl: Wringen Sie einen Waschlappen oder ein Handtuch in kaltem Wasser aus. Beträufeln Sie den Lappen oder das Tuch mit ein paar Tropfen Teebaumöl. Dann legen Sie die Kompresse auf die betroffene Hautstelle und lassen sie ca. 30 Minuten lang dort liegen, damit das Öl genügend Zeit hat, einzuwirken.

Eine Muskelzerrung oder einen Muskelfaserriss sollte man nicht bagatellisieren, denn ein nicht vollständiges Auskurieren dieser Erkrankung kann den Muskel dauerhaft schädigen.

Muskelzerrung und Muskelfaserriss

Um sich bewegen zu können, benötigt jedes organische Wesen Nerven und natürlich auch Muskeln. Jeder Muskel stellt ein Bündel von Muskelfasern dar, das durch Bindegewebe zusammengehalten wird. Hat man eine dieser Fasern durch Überanstrengung so stark überdehnt, dass sie an winzigen Stellen einreißt, dann leidet man unter einer Muskelzerrung. Um einen Muskelfaserriss handelt es sich hingegen, wenn eine größere Verletzung im Flechtwerk des Muskels vorliegt. Als charakteristische Symptome eines Muskelfaserrisses gelten ein punktartiger bzw. stechender Schmerz (der bei Druckausübung auf die betroffene Stelle zunimmt) sowie zuweilen eine schmerzhafte Beule an der Verletzungsstelle. Für eine Sofortbehandlung eignet sich Teebaumöl besonders gut, und zwar als direkte Anwendung oder in Form von Kompressen.

Wenn die Sehnen zu stark belastet werden

Das Anlegen von Kompressions- bzw. Stützverbänden bei Sehnen- oder Bänderzerrungen sollte nur derjenige vornehmen, der dies tatsächlich gelernt hat – sonst wird der Schaden womöglich noch vergrößert!

Als Bestandteile des so genannten passiven Bewegungsapparats können auch Sehnen durch eine Überbeanspruchung in Mitleidenschaft gezogen werden. Sehnen sind Bündel, die aus kollagenen Fasern bestehen. Von den Bindegewebehüllen werden sie zu Funktionseinheiten zusammengefasst. Da Sehnen zwar zugfest, jedoch kaum dehnbar sind, sind sie relativ anfällig für Zerrungen, Risse und Entzündungen.

Verstauchungen mit Teebaumöl behandeln

Wenn die Bänder, die die einzelnen Gelenke an ihren jeweiligen Orten halten und sichern, zu stark gedehnt werden, spricht man von einer Verstauchung. Häufig sind die Knie- und Fußgelenke von Verstauchungen betroffen, so etwa, wenn man stürzt oder mit dem Fuß umknickt. Verstauchungen gehen mit Schwellungen des Gelenks und mit Blutergüssen einher und können sehr schmerzhaft sein. Außerdem schränken die Symptome – je nachdem, welches Gelenk betroffen ist – massiv die Bewegung ein.

Anwendung: *Tränken Sie einen Verband mit reinem Teebaumöl, und wickeln Sie ihn um die betroffene Stelle. Achten Sie jedoch darauf, dass der Umschlag nicht zu fest anliegt. Nach etwa 8 Stunden sollten Sie den Verband erneut mit Teebaumöl beträufeln.*

Von dieser Anwendungsform abgesehen, empfiehlt sich die direkte Teebaumölverwendung und eine Lotion mit

Teebaumöl, die Sie folgendermaßen herstellen: Vermischen Sie 100 Milliliter Avocado-, Mandel- oder Olivenöl mit 20 Tropfen reinem Teebaumöl. Füllen Sie die Lotion in eine dunkle Flasche (vor Gebrauch stets schütteln), und massieren Sie die schmerzenden Stellen mehrmals täglich sanft damit.

Sofortige Ruhe bei Sehnenentzündungen

Besonders häufig betroffen von Sehnen- bzw. Sehnenscheidenentzündungen (Tendovaginitis) sind die Sehnen des Unterarms. Diese Erkrankungen können so schlimm werden, dass der Betroffene keine Gegenstände mehr festhalten kann. Sobald sich erste Anzeichen einer Erkrankung der Sehne zeigen, ist sofortige Schonung des betroffenen Körperteils angesagt. Kältebehandlungen können den akuten Schmerz lindern; in den meisten Fällen jedoch sind physikalische Behandlungen wie Ultraschall bzw. Heilgymnastik erforderlich. Teebaumöl kann auch bei diesen Erkrankungen als Mittel zur Linderung angewendet werden – entweder direkt oder in Form von Kompressen.

Um Sehnen(scheiden)entzündungen vorzubeugen, ist es ratsam, für Abwechslung in den Bewegungsabläufen zu sorgen. Entspannungspausen und gymnastische Übungen können hilfreich sein.

Schürf- und Schnittwunden

Ein Griff nach der Teebaumölflasche genügt, und man ist sofort in der Lage, Schrammen und aufgeschlagene Knie bei Kindern oder die kleinen Verletzungen, die man sich leicht bei der Haus- oder Gartenarbeit zuzieht, zu behandeln.

Direkt auf die Wunde aufgetragen, lindert das ätherische Öl rasch den Wundschmerz und desinfiziert nachhaltig. Vor allem aber wirkt es nicht nur auf der Oberfläche der Haut, sondern macht auch in der Tiefe der

Wunde Schmutzpartikel und Eiter unschädlich. Darüber hinaus regt Teebaumöl die Durchblutung an, was den Heilungsprozess naturgemäß unterstützt. Kleinere Verletzungen streichen Sie mit einem in Teebaumöl getränkten Wattestäbchen aus. Bei größeren Verletzungen sollten Sie einen mit Teebaumöl beträufelten Wundverband anlegen, den Sie täglich erneuern. Vor dem Anlegen des Verbands ist es notwendig, die Wunde mit klarem Wasser zu säubern und anschließend mit reinem Teebaumöl zu desinfizieren. Sollte es dennoch zu einer Infektion oder zu Wundbrand kommen, dann ist ein sofortiger Arztbesuch angesagt!

Wer von einer Biene oder Hornisse gestochen wurde, sollte rasch den zurückgebliebenen Stachel entfernen – ohne ihn zu quetschen.

Insektenstiche und Bisswunden

Teebaumöl schützt nicht nur vor Insekten, es hilft auch, wenn das lästige Tierchen bereits zugebissen oder zugestochen hat, da es Juckreiz und Schmerzen lindert und Infektionen vorbeugt. Sofort auf einen Mücken-, Bienen-, Wespenstich oder Ameisenbiss aufgetragen, verhindert Teebaumöl oft sogar Rötungen und Schwellungen, die am Einstichort ansonsten unvermeidlich sind. Neben der direkten Anwendung empfiehlt sich ein Teebaumölvollbad – besonders dann, wenn man gleich mehrmals gestochen wurde.

Auch bei Kratz- und/oder Bisswunden, die durch Katzen, Hunde oder andere Kleintiere verursacht werden, ist Teebaumöl als antiseptisches bzw. desinfizierendes Mittel besonders hilfreich. Tupfen Sie mit einem Wattestäbchen oder einem Mulltuch einige Tropfen reines Teebaumöl behutsam auf die Wunde. Aber Vorsicht: Bei solchen Verletzungen besteht grundsätzlich die Gefahr, sich mit Tetanus zu infizieren! Sollten Sie nicht sicher sein, ob Ihre Tetanusschutzimpfung noch wirkt, dann gehen Sie vorsichtshalber zum Arzt und lassen notfalls die Schutzimpfung erneuern.

Hat das Unfallopfer einen Schock erlitten, muss man bis zum Eintreffen des Arztes seinen Puls und die Atmung überprüfen. Zur Orientierung: Im Ruhezustand hat ein Erwachsener einen Puls von 60 bis 80 Schlägen in der Minute.

Was tun bei Verbrennungen?

Die Haut ist ein lebendes Gewebe, weshalb schon eine kurzzeitige Erhitzung über 49 °C ihre Zellen schädigt. Bei größeren Brandwunden, die über zehn Prozent der Körperoberfläche ausmachen, verliert der Betroffene viel Gewebeflüssigkeit. Dieser Flüssigkeitsverlust kann zu einem Schock führen. Dabei sinkt der Blutdruck, und die Pulsfrequenz steigt. Weitere Symptome sind ein blasses Gesicht und eine kalte Haut, Schüttelfrost, kalter Schweiß, Fieber und Kreislaufbeschwerden. Wenn ein Schock eingetreten ist, muss der Flüssigkeitsverlust sofort durch Infusionen ausgeglichen werden, sonst kann er tödlich enden.

Die einzelnen Grade einer Verbrennung

Bei Verbrennungen unterscheidet man, je nach Schwere, zwischen drei Graden:

Erster Grad: Die Haut ist stark gerötet und schmerzt. Nach einiger Zeit löst sich die oberste Hautschicht.

Zweiter Grad: Auf den geröteten Hautstellen bilden sich Bläschen mit einer klaren Flüssigkeit. Die Schmerzen werden stärker. Schließlich brechen die Bläschen auf, und die Flüssigkeit tritt aus.

Dritter Grad: Die Haut ist in allen ihren Schichten zerstört und verfärbt sich ins Schwärzliche. Die Schmerzen können fast völlig fehlen. Das betroffene Gewebe ist abgestorben und muss gegebenenfalls durch eine Hauttransplantation ersetzt werden.

Teebaumöl bei kleineren Brandwunden

Kleinere Brandwunden reagieren sehr gut auf die Behandlung mit Teebaumöl. Doch sollten Sie weder Teebaumöl noch andere Hausmittel oder Brandsalben auf größere Brandwunden geben, wenn Sie den Verdacht haben, dass es sich um Verbrennungen zweiten oder dritten Grades handeln könnte. Rufen Sie sofort einen Arzt! Eine unsachgemäße Behandlung verschlimmert die Brandwunden und das Leiden des Verletzten.

Anwendung (nur bei kleineren Brandwunden): *Halten Sie die verbrannten Stellen 5 bis 10 Minuten unter fließend kaltes Wasser. Dies lindert den Schmerz. Tragen Sie danach einige Tropfen Teebaumöl auf die Wunde auf. Diese Behandlung sollten Sie täglich 3-mal wiederholen, bis die Wunde verheilt ist.*

Mit einem leichten Sonnenbrand haben Sie sich bereits eine Verbrennung ersten Grades zugezogen. Zur Linderung tragen Sie einige Tropfen Teebaumöl oder eine Teebaumölsalbe auf die betroffenen Stellen auf.

Erste Hilfe bei Verbrennungen

Halten Sie verbrannte Gliedmaßen sofort unter fließend kaltes Wasser, oder tauchen Sie sie in kaltes Wasser. Bei Verbrennungen am Rumpf oder im Gesicht sollte kein Wasser angewendet werden. Öffnen Sie niemals Brandblasen. Die Brandwunden sollten locker in sterile Tücher eingeschlagen werden.

Bei Verbrühungen mit einer heißen Flüssigkeit muss die nasse Kleidung möglichst rasch entfernt werden. Wenn noch Fetzen von verbrannten Kleidungsstücken an der Haut kleben, entfernen Sie diese auf keinen Fall, sondern überlassen Sie das Herunternehmen dem Arzt. Notfalls können Sie die sterilen Tücher einfach über die Kleidungsreste binden. Wickeln Sie den Verletzten sofort in warme Tücher, damit er keine Wärme verliert. Flüssigkeiten dürfen nur verabreicht werden, wenn der Verletzte keinen Schock erlitten hat.

Teebaumöl in der Hausapotheke

So vielfältig anwendbar reines Teebaumöl, selbst hergestellte Teebaumölmischungen oder industriell gefertigte Teebaumölprodukte sind, so unverzichtbar ist Teebaumöl als Allroundheilmittel für die Naturmedizin, da es sich sowohl für Erste-Hilfe-Maßnahmen als auch für Langzeitbehandlungen von zahlreichen chronischen Erkrankungen bewährt hat. Wenn Sie reines Teebaumöl in Ihre Hausapotheke aufnehmen, dann haben Sie die Möglichkeit, auf natürliche Weise durch Vorbeugung Ihre Gesundheit zu stärken und Krankheiten sanft, aber effektiv zu lindern und zur Heilung beizutragen.

Damit der Urlaub für Sie und Ihre Familie erholsam wird, sollten Sie für die kleinen Notfälle Teebaumöl dabei haben!

Ein wichtiger Begleiter auf Reisen

Ihre Reiseapotheke sollte vor allem Präparate zur Selbsttherapie von solchen Erkrankungen enthalten, von denen anzunehmen ist, dass sie harmlos verlaufen. Sehr wichtig ist auch, dass Sie Ihre persönlichen Schwachstellen berücksichtigen, um eventuellen Beeinträchtigungen des physischen und psychischen Wohlbefindens vorzubeugen. Mit Teebaumöl im Reisegepäck sind Sie bestens gerüstet, um kleinere Erkrankungen zu kurieren.

Die Haus- und Reiseapotheke

Abgesehen von Teebaumöl sollte Ihre Haus- und Reiseapotheke folgende Mittel enthalten:

- Verbandsstoff, Mullbinden, elastische Binden
- Ein einfaches Schmerzmittel
- Ein Sonnenschutzmittel mit hohem Lichtfaktor
- Pflaster in verschiedenen Größen
- Ein Medikament aus natürlichen Substanzen gegen Darminfektionen und Reisekrankheit

Bezugsquellen

Fertigpräparate auf Teebaumölbasis erhalten Sie – außer in allen Apotheken und vielen Drogerien – u. a. bei folgenden Firmen:

ALVA
Mindener Straße 63
49084 Osnabrück
Tel.: 0541/708707
Fax: 0541/708706

Amyris
Weinstraße 22
74343 Sachsenheim
Tel.: 07046/7539
Fax: 07046/7782

Australien Import Traders Barber & Baldwin GmbH
Siplingerstraße 28
87257 Sonthofen-Rieden
Tel.: 08321/71265
Fax: 08321/71261

BERA Naturprodukte
Porssenweg 9
48429 Rheine
Tel.: 05971/65708
Fax: 05971/65708

BIO-DIÄT-BERLIN
Selerweg 43–45
12169 Berlin
Tel.: 030/7952011
Fax: 030/7967233

Melaleuka GmbH
Postfach 20 01 40
66042 Saarbrücken
Tel.: 06897/77188
Fax: 06897/768177

Neumond
82211 Hersching
Tel.: 08152/8800
Fax: 08152/2211

Paul Schrader & Co.
Gutenbergstraße 7
28844 Weyhe bei Bremen
Tel.: 04203/43243
Fax: 04203/43232

Primavera
87477 Sulzberg
Fax: 08376/80892

Spinnrad GmbH
Am Luftschacht 3A
45886 Gelsenkirchen
Tel.: 0209/17000-0
Fax: 0209/17000-40

TEA TREE AUSTRALIA
Gärtnerweg 2
A-5061 Elsbethen
Tel.: 0043-662/623258
Fax: 0043-662/623258-4

Werner & Winkler
64546 Mörfelden-Walldorf
Fax: 06105/74560

Über die Autorin

Dr. Nicole Schaenzler studierte Germanistik und Psychologie und arbeitet als Journalistin und Fachautorin. Ihr besonderes Interesse gilt der Ernährung, der Psychosomatik und alternativen Therapien.

Literatur

Bulla, Gisela: Natürliche Heilung durch Armoatherapie. Südwest Verlag. 2. Auflage, München 1996
Diedrich, C.-M./Simons, A.: Das Teebaumöl-Praxisbuch. Scherz Verlag. Bern 1996
Kluge, Heidelore: Durch Teebaumöl gesund und schön. Südwest Verlag. 17. Auflage, München 1998
Kluge, Heidelore: Natürlich heilen und pflegen mit Teebaumöl. Südwest Verlag. 4. Auflage, München 1998
Olsen, Cynthia: Die Teebaumöl-Hausapotheke. Windpferd Verlag. Aitrang 1994

Hinweis

Das vorliegende Buch ist sorgfältig erarbeitet worden. Dennoch erfolgen alle Angaben ohne Gewähr. Weder Autorin noch Verlag können für eventuelle Nachteile oder Schäden, die aus den im Buch gemachten praktischen Hinweisen resultieren, eine Haftung übernehmen.

Bildnachweis

AKG, Berlin: 15; Bavaria, Gauting: 64 (Stock Star); Das Fotoarchiv, Essen: 23 (Jochen Tack); IFA Bilderteam, München: 113 (Digul); Mauritius, Mittenwald: 50 (H. Hoffmann); Südwest Verlag, München: 1, 107 (Claudia Rehm), 44, 70, 79, 86, 97, 100 (Michael Nagy), 61 (Astrid Eckert), 88 (Hans Seidenabel); Tim Low, Australien: Titel, 4, 9, 28; Tony Stone, München: 33 (Spike Walker), 42 (Bruce Ayres), 52 (Chris Harvey), 76 (Pauline Cutler), 92 (David Hanover); Transglobe, Hamburg: 59 (Gisela Caspersen); P. Werner: 116

Impressum

Redaktion: Ruth Gelfert
Projektleitung: Dr. Alex Klubertanz
Redaktionsleitung und medizinische Fachberatung: Dr. med. Christiane Lentz
Bildredaktion: Ute Schoenenburg
Produktion: Manfred Metzger
Umschlag: Manuela Hutschenreiter, München
Layout: Wolfgang Lehner
DTP: Arthur Lenner

Printed in Italy
Gedruckt auf chlor- und säurearmem Papier

ISBN 3-517-08017-9

Sachregister

Krankheitsregister